BALARUC-LES-BAINS

AU POINT DE VUE

DE

SES INDICATIONS ET CONTRE-INDICATIONS

THÉRAPEUTIQUES

PAR LE Dʳ ADRIEN PLANCHE

Médecin-Inspecteur et Médecin de l'hôpital civil et militaire de la station ; — Plusieurs
fois Lauréat de l'Académie nationale de Médecine ; — Membre de l'Académie des
Sciences et Lettres de Montpellier ; — Membre de la Société des Sciences, Lettres et
Arts de l'Aveyron ; — Membre correspondant de la Société d'Hydrologie médicale ;
de la Société française d'Hygiène de Paris ; — Ancien Interne des hôpitaux civils de
Lyon ; — Chevalier de l'Ordre royal d'Isabelle la Catholique.

TROISIÈME ÉDITION

Ouvrage honoré d'une Médaille d'argent par l'Académie
de Médecine de Paris

MONTPELLIER

Camille COULET, Libraire-Éditeur
Libraire de la Bibliothèque universitaire, de l'École nationale d'Agriculture
et de l'Académie des Sciences et Lettres, Grand'-Rue, 5

PARIS

LECROSNIER ET BABÉ, Libraires-Éditeurs
23, place de l'École-de-Médecine

—

1889

BALARUC-LES-BAINS .

AU POINT DE VUE

DE SES INDICATIONS ET CONTRE-INDICATIONS

THÉRAPEUTIQUES

BALARUC-LES-BAINS

AU POINT DE VUE

DE

SES INDICATIONS ET CONTRE-INDICATIONS

THÉRAPEUTIQUES

Par le Dr Adrien PLANCHE

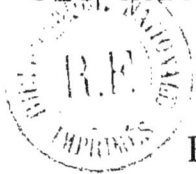

Médecin-Inspecteur et Médecin de l'hôpital civil et militaire de la station ; — Plusieurs fois Lauréat de l'Académie nationale de Médecine ; — Membre de l'Académie des Sciences et Lettres de Montpellier ; — Membre de la Société des Sciences, Lettres et Arts de l'Aveyron ; — Membre correspondant de la Société d'Hydrologie médicale ; de la Société française d'Hygiène de Paris ; — Ancien Interne des hôpitaux civils de Lyon ; — Chevalier de l'Ordre royal d'Isabelle la Catholique.

TROISIÈME ÉDITION

Ouvrage honoré d'une Médaille d'argent par l'Académie
de Médecine de Paris

MONTPELLIER
Camille COULET, Libraire-Éditeur
Libraire de la Bibliothèque universitaire, de l'École nationale d'Agriculture
et de l'Académie des Sciences et Lettres, Grand'-Rue, 5
PARIS
A. DELAHAYE et E. LECROSNIER, Libraires-Éditeurs
23, place de l'École-de-Médecine

1889

OUVRAGES DU MÊME AUTEUR

En vente

**A Montpellier, chez C. COULET, libraire-éditeur
A Paris, chez A. DELAHAYE, libraire-éditeur**

1º *Des Affeetions sécrétantes du Cuir chevelu chez les Enfants* (Thèse inaugurale, 1865).

2º *Exposer et Apprécier l'état actuel de la Science sur la Nature et le Traitement des Maladies syphilitiques* (1869). — In-8º, de 152 pages.................... 2 fr. 50 c.

3º *Apprécier l'influence des Travaux modernes sur la Connaissance de la Fièvre. — Exposer les Applications thérapeutiques qui en découlent* (1872). — In-8º, de 68 pages.. 2 fr.

4º *Études sur les Eaux Minérales de Sylvanès* (1875). Ouvrage honoré d'une médaille de bronze par l'Académie de Médecine de Paris. — In-8º, de 238 pages......... 2 fr.

5º *La Scrofule à Balaruc-les-Bains* (1879). — In-8º, de 68 pages................................. 1 fr. 50 c.

6º *Études sur Balaruc-les-Bains* (1886). Extrait des Mémoires de l'Académie des Sciences et Lettres de Montpellier. — In-8º, de 46 pages.

7º *Balaruc-les-Bains ; de ses Boues Minérales.* Lu au Congrès d'Hydrologie Médicale de Biarritz (1886). — In-8º, de 72 pages.

Montpellier, imprimerie Grollier et fils, boulevard du Peyrou, 7 et 9.

AVANT-PROPOS

La faveur avec laquelle les précédentes éditions de ce livre ont été accueillies par les nombreux malades qui se rendent tous les ans auprès de nos eaux, et la distinction (1) flatteuse qu'il m'a value de l'Académie de Médecine, m'ont engagé à en faire paraître une troisième édition, pour faire de plus en plus connaître cette station thermale et les vertus curatives de cette eau minérale, qui jouissait autrefois d'une très grande réputation.

En offrant ce travail au monde médical, je n'ai pas la prétention de donner un livre complet sur les *Eaux minérales de Balaruc-les-Bains ;* mon rôle est beaucoup plus modeste. Placé par la confiance de l'Administration à la tête d'une station thermale de premier ordre, chargé seul du service médical de l'hôpital civil et militaire qui se trouve auprès de ces thermes, je comprends toute la responsabilité qui m'incombe, et le seul but que je poursuis actuellement est de poser les indications thérapeutiques auxquelles répond l'usage

(1) Médaille d'argent décernée par M. le Ministre de l'Agriculture et du Commerce, sur la proposition de l'Académie de Médecine de Paris. — *Rapport officiel sur le service des Eaux minérales de France pendant l'année 1876,* par POGGIALE.

de l'eau thermale de Balaruc. C'est un chapitre d'un
ouvrage complet, que je me propose de publier plus
tard. C'est *le chapitre des indications thérapeutiques.*
Quoique Balaruc ait rendu de signalés services, le
nombre des médecins qui ont écrit sur cette station
thermale n'est pas très considérable. Le plus ancien
ouvrage que nous possédions est celui de Nicolas
Dortoman, professeur de l'Université de Médecine de
Montpellier, en 1579. En 1737, dans ses Mémoires pour
l'histoire naturelle de la province du Languedoc,
Astruc consacre aux bains de Balaruc plusieurs cha-
pitres, dans lesquels il nous donne le plan de la station du temps de Dortoman et celui de son époque ;
il nous décrit avec détail la source et les moyens
balnéothérapiques employés ; il consacre quelques
pages aux curiosités naturelles des environs. Dans ces
mémoires, il constate le passage des Romains en ces
lieux par la découverte des vestiges des monuments,
d'*ex-voto*, de médailles du Bas-Empire.

« Je n'en ai point vu, nous dit-il, de plus ancienne
qu'une de celles qu'on connaît sous le nom de *Colonia
Nemausensis* et qui sont fort communes dans le Bas-
Languedoc. »

Il émet, enfin, l'opinion qu'ils ne connaissaient pas
la source thermale. Nous verrons, au contraire, que
la découverte récente d'une magnifique piscine en
marbre blanc atteste que les vainqueurs du monde
connaissaient et appréciaient les vertus de ces eaux
minérales.

Plus tard, en 1773, le docteur Farjon fait paraître une brochure qui a pour titre : *Essai sur les eaux thermales de Balaruc*, où l'on assigne leurs vertus, la manière dont on les emploie, les préparations nécessaires avant leur usage et les maladies auxquelles elles sont utiles. L'an VIII, le citoyen Pouzaire fait paraître son *Traité analytique et Observations pratiques sur les eaux minérales de Balaruc*, contenant l'origine et la découverte de ces eaux thermales, leur nature et leur analyse, leurs propriétés et la matière d'en user, avec certain nombre d'observations de guérisons merveilleuses opérées par ces mêmes eaux. En 1839, M. le docteur Rousset publia son premier opuscule sur les eaux thermales de Balaruc-les-Bains, comprenant l'état actuel de l'établissement, des divers modes d'administration des eaux et de leur puissance virtuelle. En 1844, le même auteur nous donne le compte rendu des paralysies, des affections paralytodées, impotence, etc., etc., observées et traitées dans l'établissement de Balaruc. En 1857, M. le docteur Le Bret, alors médecin inspecteur de cette station thermale, ayant eu à traiter, à la suite de la glorieuse campagne de Crimée, un grand nombre de soldats malades, fit paraître un excellent mémoire sur le scorbut de l'armée d'Orient observé et traité à l'hôpital thermal de Balaruc. M. le docteur Crouzet, mon prédécesseur médiat, qui a su pendant longtemps attirer sur lui l'attention de l'Académie de Médecine pour ses très remarquables rapports annuels sur l'usage de l'eau de

Balaruc, n'a pas encore fait paraître le fruit de sa vaste érudition et de ses études consciencieuses et incessantes. Espérons, pour les progrès de la science hydrologique, que cet éminent praticien comblera bientôt cette lacune. Qu'il me soit ici permis de le remercier publiquement des témoignages de sympathie qu'il n'a cessé de me prodiguer et des excellents conseils qu'il n'a cessé de me donner. Grâce à sa bienveillance, j'ai pu largement puiser dans ses notes encore inédites, j'ai pu compulser les nombreuses observations prises à Balaruc depuis l'année 1844 jusqu'à nos jours. J'ai pu ainsi me faire une opinion et la bien établir sur des observations prises par mes éminents prédécesseurs : MM. de Laurès, Cornac, Le Bret, Crouzet. J'ai pu ainsi continuer la série non interrompue des observations prises par les inspecteurs de cette station thermale, depuis cette époque jusqu'à nos jours. Enfin, pour compléter la liste des auteurs qui ont écrit sur Balaruc, citons le travail de M. l'abbé Bousquet (1874), qui présente un intérêt tout particulier, au point de vue archéologique seulement.

Balaruc a longtemps joui d'une très grande réputation, et les malades qui accouraient auprès de ces thermes étaient bien plus nombreux autrefois qu'aujourd'hui. Les causes des maladies heureusement traitées à Balaruc sont cependant peut-être plus nombreuses de nos jours. Pour éviter des dépenses, quelquefois très considérables, de loyer dans les grandes villes, ne voit-on pas une foule de gens se loger dans

des quartiers resserrés, dans des appartements petits
et étroits, où le jour et la lumière sont parcimonieu-
sement donnés ? Cet encombrement dans ces quartiers
froids et humides, souvent malsains ; une nourriture
pauvre, misérable, en rapport avec le logement ; avec
cela un travail quelquefois pénible et fatigant, toutes
ces causes réunies ou isolées ne favorisent-elles pas
les manifestations de la scrofule ? Le genre de vie
actuel des classes aisées, la bonne chère, la spécula-
tion qui a pris de nos jours de si grandes proportions,
les déceptions sans nombre qui assaillent ceux qui se
livrent aux affaires industrielles et commerciales ; le
désir effréné d'arriver très rapidement à la fortune,
anx honneurs, et très souvent suivi d'insuccès : toutes
ces causes ne favorisent-elles pas souvent les congestions, les apoplexies cérébrales ? Serait-ce, par hasard,
parce que les propriétés thérapeutiques de ces eaux
auraient diminué, ou bien parce qu'on se serait
aperçu de nos jours qu'elles ont été autrefois exagé-
rées, ou bien, enfin, parce qu'on aurait trouvé actuellement des sources dont les vertus curatives seraient
supérieures à celles de Balaruc ? Non certainement,
les eaux de Balaruc sont aujourd'hui ce qu'elles étaient
autrefois, et leur usage sagement ordonné est suivi
de nos jours des mêmes résultats. Elles peuvent
avantageusement lutter avec toutes les eaux de leur
classe, et remplacer toutes les eaux thermales de
l'Allemagne, autour desquelles on a fait un grand
renom depuis quelque temps. Après les néfastes évé-

nements de 1870, pourquoi des cœurs vraiment fran-
çais iraient-ils demander aux sources de l'Allemagne
et à leurs établissements des guérisons que les eaux
de France peuvent leur procurer ? Si le nombre des
malades qui fréquentent Balaruc est moins considérable de nos jours qu'autrefois, cela tient à ce qu'auprès
de cette station thermale on n'a rien sacrifié au luxe
et au plaisir ; on n'y trouve pas, en effet, des bals, des
casinos, des cafés-concerts, et nous sommes ainsi faits
que nous sacrifions quelquefois au luxe et au plaisir
les chances de guérison que nous offre tel ou tel établissement balnéaire.

Il ne faudrait pas croire, cependant, que l'on n'a
rien fait à Balaruc pour l'agrément du baigneur ; on y
a créé un parc assez vaste, où les malades peuvent
rester toute la journée à l'abri du soleil, en face du
magnifique étang de Thau, sur lequel on peut faire, le
soir, de délicieuses promenades. Les grands travaux
que l'on a faits à Balaruc portent surtout sur la partie
balnéaire de l'établissement. Sous la direction de
M. Jules François, inspecteur général des mines, on a
construit à neuf les piscines, les salles de douches.
Les cabinets de bains sont vastes et spacieux, qualités
indispensables dans un établissement dans lequel on
ne traite, en général, que des malades dont il faut
ménager la susceptibilité cérébrale. Une autre cause
du délaissement dans lequel se trouve Balaruc, c'est
qu'il n'y a pas un livre moderne pour rappeler à l'attention des médecins cette station thermale, et pour

leur rappeler surtout les indications thérapeutiques auxquelles elle répond. Au moment de l'ouverture des saisons thermales, les malades s'empressent de consulter leur médecin pour savoir auprès de quelle station ils doivent se rendre pour confirmer le traitement suivi pendant le reste de l'année, et si les médecins ordonnent moins Balaruc, c'est qu'ils sont moins familiarisés, de nos jours, avec le nom et les vertus thérapeutiques de cette antique station. Rien ne les leur rappelle, ni monographie moderne, ni articles de journaux. C'est donc pour attirer l'attention de nos confrères sur nos eaux minérales et pour bien rappeler les indications thérapeutiques auxquelles elles répondent, que je fais paraître ce travail. Voilà mon but. Quelle voie ai-je suivie pour arriver à ce résultat ? La voici :

J'ai étudié avec soin l'action physiologique de l'eau de Balaruc, j'ai appliqué ces données à un groupe de maladies qui présentent des indications thérapeutiques en rapport avec elles. Il ne m'a pas été difficile alors de constater que ces eaux devaient être très heureusement employées contre les paralysies, les atrophies musculaires, l'ataxie, les scrofules, etc. L'analyse clinique et l'étude analytique des actions physiologique et thérapeutique sont tombées d'accord avec l'ancienne réputation de cette station thermale.

J'ai fait suivre cette étude d'un chapitre consacré aux contre-indications.

Depuis l'occupation romaine jusqu'à nos jours, il

n'y avait à Balaruc qu'une source thermale, qui a fait la fortune et la réputation de la contrée. A la suite de démêlés survenus entre M. Fayard, ancien proprié-taire, et certains habitants du pays, la bonne harmonie qui régnait entr'eux a cessé d'exister. C'est alors que la Commune fit creuser le puits communal, qu'elle afferme pour la somme de deux cents francs l'an. L'autorisation *provisoire* d'exploiter cette source date de l'année 1869. Les premiers travaux pour la cons-truction de ce puits commencèrent en décembre 1867, et l'eau fut administrée gratuitement jusqu'au moment où l'autorisation ministérielle fut donnée. La profondeur du puits est de 3^m,70. Sa largeur moyenne est de 2^m,25. L'orifice a environ 44 centimè-tres. L'analyse chimique de l'eau faite par M. Chancel date de la fin de l'année 1868. Son débit est peu con-sidérable.

Plus tard, M. Bidon, industriel du pays, voulut aussi avoir sa source d'eau minérale et la trouva dans un terrain vague qu'il possède à Balaruc : il fit cons-truire un établissement sur le lieu même. L'autorisa-tion ministérielle fut signée le 4 octobre 1873 et fut signifiée au maire de la commune le 17 du même mois. Ce n'est donc que du 1er mai 1874 que date l'exploita-tion légale de cette source. On a fait l'analyse de ces différentes eaux, et MM. Béchamp et Chancel ont trouvé qu'elles ressemblent à l'ancienne source, au point de vue de leur minéralisation, quoique leur température fût, pour celle du puits communal, de

24° ; de la source Bidon, de 19 à 20°, et de l'ancienne source, de 47°,5 à 48° centigrades.

L'analyse chimique, quelque importante qu'elle soit, ne saurait être l'indice absolu de l'action physiologique et surtout thérapeutique d'un agent aussi complexe qu'une eau minérale. Elle dissocie les éléments minéralisateurs ; mais après avoir effectué leur isolement, elle est, le plus souvent, impuissante à indiquer le mode de combinaison préexistant.

Si, comme le prétendent certaines gens intéressés, l'eau thermale de l'ancienne source perd de ses propriétés quand on la fait refroidir pour tempérer, dans les bains, la chaleur native de l'eau minérale, alors que doivent perdre les autres sources pour descendre à la température qu'elles ont à leur point d'émergence, si elles proviennent, toutefois, de la même source que l'ancienne ?

De deux choses l'une, l'eau des nouveaux puits provient de la même source que l'ancienne, et alors il n'y a aucun profit pour la science et les malades à ce qu'on multiplie le nombre de ces sources. Le débit de l'ancienne est assez considérable pour suffire bien au-delà à tous les besoins du service. Rappelons-nous que journellement la source ancienne déverse plus de 100,000 litres d'eau thermale dans l'étang de Thau.

L'eau de ces puits n'a pas la même origine, et alors, avant d'en fixer les propriétés, il faut tout attendre du temps et de l'expérience clinique.

Dans une station hydro-minérale, la multiplicité des sources et des établissements balnéaires est avantageuse sous plusieurs points de vue :

1° *Au point de vue des sources*. — Les sources qui constituent par leur réunion une station hydro-minérale ont en général un fonds commun, une minéralisation se rapprochant plus ou moins les unes des autres, mais elles se différencient entre elles par la quantité de telle ou telle substance minéralisatrice, par la prépondérance de l'une sur l'autre et par leur thermalité. Cette multiplicité est donc avantageuse, car on peut, suivant les tempéraments, suivant les constitntions, suivant le degré de chronicité de la maladie, ordonner un traitement approprié. — Ne voit-on pas souvent telle eau minérale être plus ou moins bien supportée par des estomacs débiles que telle autre de la même station ? Le médecin aura donc entre les mains une série de moyens thérapeutiques qu'il pourra approprier à tous les cas ; il pourra augmenter ou diminuer à son gré l'intensité du traitement ; il pourra enfin les administrer simultanément ou graduellement.

2° *Au point de vue du nombre des établissements balnéaires*. — La multiplicité des sources crée la multiplicité des établissements balnéaires, d'où l'augmentation du nombre des cabinets de bains, des salles de douches, etc., etc. — Le service se fera plus rapidement, et l'on ne verra pas les malades être obligés de se lever avant le soleil pour pouvoir prendre soit un bain, soit une douche dans la matinée, et s'exposer ainsi aux intempéries. — La concurrence fera que les propriétaires de ces établissements seront intéressés à perfectionner de plus en plus leurs moyens balnéothérapiques.

3° *Au point de vue du nombre des hôtels.* — S'il y a plusieurs sources d'eau dans une même station thermale, s'il y a un plus grand nombre d'indications thérapeutiques à remplir, le nombre des malades devra augmenter. Si chaque source a un propriétaire différent et un établissement balnéaire spécial, chaque propriétaire, pour augmenter la valeur de sa source et en tirer un plus grand profit, voudra avoir un hôtel spécial. — La conséquence favorable aux baigneurs de cet état de choses sera la destruction du monopole, — La concurrence forcera le propriétaire à apporter plus de soins au confortable et au luxe de son hôtel, et de là la prospérité de la station. Il n'en a pas été ainsi pour Balaruc ; les deux établissements qui s'étaient créés, non en vue du bien-être du malade, ni pour répondre à de nouvelles indications thérapeutiques, mais bien pour faire une concurrence plus ou moins loyale à M. Fayard, n'ont pas prospéré, et il devait en être ainsi. Loin d'augmenter la réputation de Balaruc, ils lui ont porté un coup dont, j'espère, les nouveaux propriétaires sauront effacer les traces. Chose étonnante, la décadence de la station a coïncidé avec la création de ces divers établissements !

Le puits communal et la source dite Bidon furent, en effet, exploités par des industriels n'ayant pas assez de ressources pour mener à bien une pareille entreprise. — L'établissement consacré à chacune de ces deux sources était à l'état embryonnaire ; l'administration de l'eau et son mode de chauffage, trop fantaisistes pour obtenir des résultats sérieux ; aussi le public les a-t-il abandonnés, avec juste raison, et M. Bidon se vit-il obligé de mettre en vente et sa source et son établissement. — Mme Fayard le lui acheta en 1878.

Quant au fermier du puits communal, quoique la rétribution qu'il donnait à la Commune ne fût pas considérable (90 fr. l'an), son établissement était fréquenté par trop peu de monde pour qu'il pût continuer une pareille industrie; aussi ne s'est-il pas présenté à la dernière adjudication du puits faite par la Commune en décembre 1880, et a-t-il préféré convertir son cabinet de bains et sa salle de douches, qui constituaient son établissement balnéaire, en une salle de café-concert. — Mme Fayard s'est chargée de l'exploitation de l'eau du puits communal.

Tout ce que j'ai dit dans mon travail doit donc se rapporter à la source ancienne, *la seule* dont les actions physiologique et thérapeutique m'ont été clairement démontrées par le grand nombre de malades que j'ai eu à traiter par ces eaux, soit à l'établissement, soit à l'hôpital; *la seule* dont l'usage prolongé pendant plusieurs siècles a rendu de très grands services, et qui a fait la célébrité du nom de Balaruc.

On se rend à Balaruc en voiture particulière, en partant de Montpellier ; le trajet s'effectue en deux heures et demie. On peut aussi prendre le chemin de fer jusqu'à Cette ; là, on trouve un service de bateaux à vapeur très bien organisé, qui trois fois par jour fait le service de l'étang de Thau en touchant à Balaruc. La traversée s'effectue en un quart d'heure environ.

Depuis dix-huit mois une nouvelle ligne est livrée au public, qui relie Cette à Montbazin en cotoyant l'étang de Thau ; charmante promenade qui s'effectue en quelques minutes. — Une gare dessert spécialement la station de Balaruc-les-Bains, qui n'est qu'à douze cents mètres de l'établissement thermal. — Un service d'omnibus est installé à l'arrivée de tous les trains, et les malades sont transportés en quelques minutes auprès de la source.

Tous les jours arrivent quatre trains de voyageurs à la gare de Balaruc-les-Bains, et il en part un égal nombre, concordant pour la plupart avec les arrivées et les départs des grandes lignes : Paris, Lyon et du Midi. On peut donc venir de partout en chemin de fer à Balaruc.

BALARUC-LES-BAINS

AU POINT DE VUE

DE

SES INDICATIONS THÉRAPEUTIQUES

—◇·◖❈◗·◇—

CHAPITRE PREMIER

Historique. — Situation de la station thermale de Balaruc. — Saisons balnéaires. Leur durée.— Aménagements. — Hôpital.

Balaruc était une station thermale dès les premiers siècles du Christianisme. Il suffit d'en fouiller le sol pour y découvrir des débris de poteries, des médailles de bronze ou des monnaies d'argent. On a même trouvé un fragment d'*ex-voto* du proconsul Gemellus de la seconde légion qu'Auguste cantonna à Orange, l'an de Rome 740. — Cette pierre est très-bien conservée ; elle est placée sur la façade d'une ancienne maison, près de l'église romane, qui, de nos jours, ne sert plus au culte.

> *Item. Trib. Leg. II.*
> *Gemelli, proc.*
> *Neptuno. et. N.*

Dans ses mémoires pour l'histoire naturelle de la province de Languedoc publiés en 1737, Astruc nous

donne le spécimen de cette pierre ; il nous dit aussi
que l'on trouve dans les champs des monnaies romai-
nes, et malgré ces diverses preuves de l'occupation
de ce pays par ce peuple dominateur, il prétend que
ces bains lui étaient inconnus. — D'après lui, l'étang
de Thau devait recouvrir tout ce pays. — Il ne fait
remonter la découverte de ces thermes qu'à l'année
1529, et d'après lui ce ne serait que vers l'an 1569
qu'on commença à connaître les bons effets qu'on
pouvait retirer de l'usage de ces Eaux.

Si l'histoire locale ne garde aucun souvenir des
Romains, comment douter du cas qu'ils devaient faire
de ces eaux chaudes, eux qui ne vivaient qu'au cirque
et aux thermes, et dont le puissant génie se révèle
surtout dans les amphithéâtres et les aqueducs ? A
Balaruc, ils avaient dû construire un magnifique établissement, dont il ne reste qu'une piscine entièrement recouverte de marbre blanc. Il fallait que ces
thermes fussent bien fréquentés pour qu'on eût jugé
nécessaire l'inscription citée plus haut. « La pierre
sur laquelle elle est gravée a 35 centimètres de longueur sur 20 de largeur... Le mot *item* donne clairement à entendre que ce n'est là qu'un fragment d'une
plus longue inscription, c'est l'opinion très juste de
M. Creuzé de Lesser (1), qui fait à ce propos la remarque suivante : « Cette inscription, qui semble prouver
que les eaux thermales du lieu n'étaient pas incon-
nues des Romains, est sans doute un *ex-voto* du proconsul Gemellus. On sait qu'Auguste plaça la seconde
légion à Orange, qui en conserva l'épithète (*Arausio
Secundanorum*), un peu avant l'an de Rome 740 ; c'est
donc vers cette époque que l'on peut fixer la date de

(1) CREUZÉ DE LESSER. — *Statistique du département de l'Hérault*, 1824, p. 228.

cette inscription (1). » Une autre preuve aussi con-
cluante, c'est qu'en 1857, en construisant les murs
d'enceinte du Parc, on trouva dans les tranchées des
tuyaux de plomb posés sur un lit de mortier très
solide et qui portent encore le nom du fondeur : COL.
AVG. NEM. TIBERINUS. FF. SF. Parmi ces tuyaux,
les uns, d'un diamètre plus considérable, devaient
être destinés à porter l'eau prise dans la source de
l'Issanka, située à quelques kilomètres de la station ;
les autres, plus petits, devaient distribuer l'eau dans
les villas qu'avaient fait construire les familles riches.
On le voit, la provenance de ces tuyaux ne saurait
être contestée ; nom du fondeur, titres de fabrique,
rien n'y manque. C'est là un guide on ne peut plus
propre à mettre au grand jour et à fixer parfaitement
l'histoire, révélée par les découvertes successives
faites dans un cercle de quatre kilomètres environ de
diamètre (2).

Avec l'invasion des barbares, la ville balnéaire
perdit sa raison d'être. Les Goths et les Sarrasins
ignoraient le luxe et le confortable de la civilisation
romaine. Ce séjour en eût d'ailleurs été trop périlleux,
puisqu'il était sans rempart, exposé aux incursions
des pirates. La population émigra sur un coteau voisin, comme celle de Maguelone à Substantion ; et
Balaruc-le-Vieux ou le Haut devint un véritable *Cas-
trum*, avec une enceinte crénelée, un donjon au
sommet et une église romane dont il reste encore de
précieux vestiges.

Pendant le moyen-âge, tout le pays dépendit des

(1) Abbé Bousquet, ancien Curé de Balaruc-les-Bains. —
*Notice et précis historique sur Balaruc-les-Bains et ses sources
thermales*, 1874, p. 10.

(2) L'Abbé Bousquet. — *Ibid.*

comtes de Maguelone, de Substantion et de Melgueil.
Les comtes de Maguelone, Goths d'origine, dépen-
daient d'Ansemond, qui livra la Septimanie à Pépin
le Bref en 752 (1). En 1085, le comte Pierre, neveu de
saint Benoît d'Aniane, et sa femme Almadis, sœur des
comtes de Toulouse et de Saint-Gilles, firent hom-
mage de leur fief à Grégoire VII, qui délégua les
Evêques de Maguelone pour représenter les papes
comme suzerains temporels (2), ce qui explique la
juridiction épiscopale sur le bourg de Balaruc.

Raymond VI, comte de Toulouse, ayant épousé
Ermensinde Pelet, arrière petite-fille et unique héri-
tière des comtes de Melgueil, Balaruc fut érigé en fief
en faveur du légiste Gui, Cap de Porc. Béatrix, sa
veuve, le vendit pour 19,000 sous melgoriens au roi
d'Aragon Jacques Ier, qui était seigneur de Montpellier. Les évêques de Maguelone ne tardèrent pas à le
racheter en 1244, quelques années après l'acquisition
du comté de Melgueil (3).

Il était difficile que le changement de maîtres ne
provoquât pas des regrets et des résistances. Pour
prévenir toute hostilité, les prélats eurent le mérite
d'accorder spontanément des franchises qui firent
bénir leur domination. Ainsi, l'évêque Guilhaume
Christol inféoda aux consuls de Balaruc divers terri-

(1) GERMAIN, doyen de la Faculté des lettres de Montpellier.
*Etudes historiques sur les comtes de Maguelone, de Substantion
et de Melgueil,* 1854.

(2) Le même. — *Maguelone sous ses évêques et ses chanoines,*
1869.

(3) Voir la bulle d'Innocent IV, du 14 juin 1244, à l'abbé
Saint-Paul de Narbonne et au précenteur de Béziers, dans le
cartulaire de Maguelone. Reg. F, fol. 50, v°. — *Ap.* GERMAIN.—
*Privilèges et franchises de Balaruc. — Mémoires de la société
d'Archéologie de Montpellier,* 1863.

toires (1). Bérenger de Frédol leur octroya deux
chartes pour les exempter de certaines servitudes (2).
L'autorité des Évêques n'était plus que nominale,
quand elle disparut enfin devant le pouvoir de la
monarchie. Balaruc-le-Haut avait eu sa raison d'être
au temps de la féodalité ; avec le développement de
la prospérité publique, Balaruc-les-Bains reprit sa
prépondérance. Dès le commencement du XVIᵉ siècle,
le Chapitre de Maguelone avait cédé la *locatairie* à la
famille Perrier, qui la garda jusqu'au milieu du XVIIIᵉ
siècle. Déjà, en 1585, les évêques de Montpellier
avaient permis aux paysans de bâtir quelques maisons
autour de la source pour héberger les malades qui
se rendaient auprès de ces thermes.

Il serait bien difficile de fixer l'époque de la renais-
sance de la station thermale de Balaruc ; nous voyons,
cependant, que le 23 octobre 1345, les Consuls réu-
nirent un conseil à l'effet de nommer un recteur pour
l'hôpital (3). Ce fait prouve bien que, déjà, il se rendait des malades auprès de ces bains. Quoi qu'il en
soit, il n'y avait pas d'établissement à proprement
parler ; la source formait une grande mare d'eau
chaude au milieu d'un champ inculte. Le service
médical devait se faire sur le bord, en plein air. Les
Évêques de Maguelone, comme nous l'avons déjà dit,
donnaient toutes les autorisations nécessaires pour
bâtir quelques maisons, situées probablement près de
la source, pour loger les malades qui commençaient
à affluer.

Dans le cours du XVᵉ siècle, Balaruc est très fréquenté, et nous voyons Rabelais, l'immortel docteur

(1) GERMAIN. — *Loc. cit.*
(2) Le même. — *Ibid.*
(3) GERMAIN. — *Loc. cit.*

de Montpellier, célébrer dans ses œuvres les eaux de cette station. Vers le même temps, son ami Rondelet les conseillait dans plusieurs maladies, et, par leur usage, guérissait, en 1568, sire Guillaume de la Chaume, seigneur de Poussan, atteint d'une affection très grave qui avait résisté à toutes les ressources de l'art. Par reconnaissance, Guillaume de la Chaume publia lui-même l'histoire de sa guérison. En 1579, Nicolas Dortoman, alors professeur à l'Université de Montpellier, plus tard médecin de Henri IV, composa sur les thermes de Balaruc un ouvrage complet. Chirac, le médecin de Philippe d'Orléans, régent de France, réussit, au moyen des eaux de Balaruc, à calmer les douleurs de ce prince, blessé en 1706 au siège de Turin. Enfin, ce ne fut qu'en 1712 qu'apparut le premier établissement balnéaire à Balaruc. Cette construction fait encore partie de l'établissement actuel, elle recouvre l'endroit d'où émerge l'eau thermale. On voit très bien gravée, sur la clef de voûte, la date mémorable de sa construction.

Sous Louis XIV on venait beaucoup à Balaruc : on peut voir, dans Mme de Sévigné, ce qu'on en pensait alors. Le Chevalier de Grignan, colonel d'un régiment de cavalerie, était atteint de la goutte ; son service en souffrait beaucoup ; les eaux de Balaruc lui furent conseillées ; trois jours passés à Balaruc, dit la célèbre Marquise, ont fait un miracle que le Mont-Dore et Barèges avaient été impuissants à produire.

La station hydro-minérale de Balaruc se trouve à l'extrémité d'un promontoire entouré par les eaux de l'étang de Thau. Ses limites sont: 1° au Nord, les villages de Balaruc-le-Haut, de Poussan, et la route nationale qui relie la presqu'île au continent ; 2° au Sud, la ville de Cette, dont elle est séparée par une

distance de 4 kilomètres environ, que l'on franchit
en un quart d'heure en bateau à vapeur ; les salins de
Villeroy, dont la proximité est si utile pour l'usage
des eaux-mères ; 3° à l'Est, se trouve, environ à 9
kilomètres, la ville de Frontignan, chef-lieu du can-
ton ; 4° à l'Ouest, les petites villes de Bouzigues et de
Mèze, séparées de Balaruc par la partie la plus étroite
de l'étang. Cette station thermale est à quelques
mètres seulement au-dessus du niveau de la mer,
et se trouve au sud d'un riant village contenant
sept cents habitants. La position de Balaruc (1)
sur l'étang de Thau rappelle singulièrement celle
de Balaton-Füred, à proximité aussi d'un des plus
grands et des plus beaux lacs du monde. Tous les
deux sont salés : le premier par la Méditerranée,
qui l'alimente : le second par les sources chlorurées qui fournissent ses eaux. Le climat de Balaruc
est d'une remarquable douceur, et le voisinage de
l'eau n'entraîne jamais de brouillards, comme on
pourrait le supposer tout d'abord ; les hivers n'y sont
jamais rudes, sauf de très rares exceptions. Les fièvres
paludéennes y sont à peu près complétement incon-
nues.

L'établissement thermal n'est ouvert que pendant
six mois de l'année, quoique, à la rigueur, la saison
pût durer l'année entière. Elle commence le 1er mai
pour prendre fin au 30 octobre. Les malades sont dans
l'habitude de fréquenter nos eaux surtout pendant les
mois de mai, juin, septembre et octobre ; dans les
mois de juillet et d'août, leur nombre diminue. C'est
une idée reçue dans le monde, bien à tort selon nous,
qu'il fait trop chaud pendant ces deux mois pour

(1) ROTUREAU. — *Des principales Eaux minérales d'Europe.*

faire usage des eaux de Balaruc. D'abord la chaleur n'y est pas plus forte pendant ces deux mois que dans tout le midi de la France. On peut même dire qu'il y fait moins chaud que dans beaucoup d'autres stations qui se trouvent sous la même latitude. Pendant ces mois, en effet, le vent prédominant souffle du sud-ouest ; il est obligé de passer sur la mer et sur l'étang avant d'arriver à Balaruc même, ce qui fait qu'il vient rafraîchir les ardeurs du soleil. Il y a, du reste, ici, à faire une distinction qui a bien son importance et à laquelle on ne pense pas assez souvent.

L'eau de Balaruc, pendant ces deux mois, n'est pas plus excitante que pendant les autres mois de la saison : son action n'est pas accrue par la chaleur des mois de juillet et d'août : c'est moins l'action de l'eau qu'il faut considérer que la nature des maladies pour lesquelles on se rend auprès de nos thermes. Les mois de mai, de juin, de septembre et d'octobre doivent surtout être destinés au traitement des paralysies, principalement de celles qui sont la conséquence d'une lésion cérébrale ; les mois de juillet et d'août sont préférables pour la cure des affections scrofuleuses et rhumatismales. Les malades atteints de ces diverses affections sont loin d'être incommodés par la chaleur : bien plus, le soleil peut être utile à leur guérison. Ce sont, en général, les personnes qui vivent dans les pays froids et humides du Nord, où le soleil reste souvent caché par les brouillards, qui présentent les diverses manifestations du lymphatisme, de la scrofule, et nous verrons plus tard que ces tempéraments prédisposent singulièrement aux affections rhumatismales. Nul doute qu'ils se trouveront très bien de la vie en plein air, en pleine lumière du soleil. Il n'en est plus de même des paralytiques, surtout lorsque leur affection est la conséquence d'une congestion ou d'une apoplexie cérébrale. Ne recommande-t-on pas à ces malades de fuir le grand jour, la lumière trop vive, la grande chaleur ? Ne peut-on pas craindre que celle-ci n'occasionne un nouveau raptus du côté du cerveau ? Ces malades agiront très bien en faisant deux saisons à Balaruc dans la même année : la première dans les mois de mai et de juin, ils se reposeront pendant les mois caniculaires, loin du soleil, loin de la chaleur, pour revenir pendant les mois de septembre et d'octobre confirmer le bien-être qu'ils auront éprouvé dans les premiers mois de la saison thermale.

Il est un usage qui est passé à l'état de règle fixe chez les malades de Balaruc, comme, du reste, chez ceux qui fréquentent la plupart des autres stations thermales. La durée de la saison paraît avoir une limite à peu près fixe pour tous les malades. Il est incontestable que les eaux dont l'action est très énergique ont les défauts de leurs qualités. Il arrive un moment où l'économie est saturée ; c'est alors qu'apparaît la fièvre thermale, quelquefois accompagnée d'éruption à la peau. Il est évident qu'il faut faire une bien grande attention à la saturation de l'organisme, car sans cela on risquerait fort de compromettre les bénéfices acquis : bien plus, il pourrait survenir des conséquences quelquefois très fâcheuses. A Balaruc, cette saturation apparaît avec tous les symptômes d'une fatigue générale ; il est bon, dans ces cas, de suspendre le traitement. Mais peut-on dire, par exemple, que la durée du traitement doit être la même chez un paralytique et un scrofuleux ? Non certes ; dans le premier cas, la saturation et la fatigue qui l'accompagne se montrent plus vite, et il serait bien imprudent de n'en pas tenir compte ; on pourrait ainsi faire naître des actions réflexes redoutables, dont la conséquence serait quelquefois une nouvelle congestion de l'organe lésé. Dans les cas qui nous occupent, il faut marcher lentement ; il est bon de s'arrêter quelquefois pour donner un peu de repos au malade, et de cesser le traitement lorsque la fatigue, en apparaissant, annonce la saturation de l'économie.

Dans la scrofule, il faut refaire la constitution du sujet ; il faut donc insister plus longtemps, mais n'oublions pas que l'état général affaibli recommande beaucoup de précautions. Combien sont lentes, en effet, ces résolutions d'engorgements articulaires ! Combien sont difficiles et lentes à obtenir ces réactions curatives dans un membre atteint de tumeur blanche ! Combien sont lentes aussi les évolutions des maladies osseuses ! Aussi ne puis-je pas accepter comme limite de traitement la durée de 21 jours. Elle peut être et plus longue et plus courte, selon la maladie que l'on a à traiter ; tout dépend du sujet. Et ne faut-il pas aussi laisser reposer l'organisme en suspendant le traitement pendant quelques jours, ne serait-ce que pour rompre les effets de l'habitude ?

L'établissement thermal est bâti sur la source elle-même, il a subi de nombreuses modifications en changeant de maître. En 1752, il devint la propriété de la famille de Vichet. Pour en augmenter l'importance et pour en rendre plus commode le séjour aux baigneurs qui accouraient en foule auprès de ces thermes, on fit construire un hôtel-restaurant, et on répara les lieux destinés au service balnéaire. Cette station thermale resta la propriété de cette puissante famille du pays jusqu'au moment de la première révolution. A cette époque, M. Roudier de la Bruyère en devint acquéreur, il fit un nouvel aménagement

des lieux destinés à l'administratton des eaux, leur
donna une affectation plus commode et plus en rapport avec les besoins du moment. Il obtint du Gou-
vernement, en 1807, la faveur d'un périmètre de
protection. En 1832, l'établissement changea de nouveau de propriétaire, il passa entre les mains de
M. Boudon de la Roquette, qui le conserva jusqu'à
sa mort. On peut dire que ce nouveau propriétaire ne
négligea rien pour rendre plus florissante encore la
station thermale de Balaruc : il fit des réparations
considérables, il augmenta le nombre des cabinets de
bains, fit construire la façade de l'établissement qui
se trouve sur la rue principale du village, créa le
parc, la seule promenade ombragée qui se trouve
dans le pays ; il fit enfin construire le pavillon qui se
trouve à l'entrée de cette promenade. Ses héritiers,
ne voulant pas conserver une propriété qui deman-
dait tous les ans de grandes dépenses, soit pour l'en-
tretien, soit pour l'agrandissement de l'établissement,
le vendirent en 1863 à M. Fayard, pharmacien à Lyon,
et c'est sa veuve qui en est restée propriétaire jusqu'au 29 janvier 1881. C'est à partir de ce moment
que date la restauration complète de l'établissement,
les cabinets de bains furent restaurés, les salles de
douches, les piscines furent construites à neuf. La
partie balnéaire de l'établissement, la seule dont nous
ayons à nous occuper, est l'œuvre de M. Jules
François ; c'est dire qu'elle est en rapport avec les
exigences de la science moderne.

Les héritiers de Madame Fayard viennent de le
mettre en vente, et, après deux enchères successives,
l'établissement, sa source et ses dépendances viennent
d'être achetés par un groupe de riches capitalistes de
Narbonne. C'est un heureux événement pour la station; l'avenir seul peut confirmer les espérances que

nous fondons sur les intentions de cette puissante
société.

On trouve dans cet établissement une buvette qui
est à l'abri des intempéries par une grande lanterne
qui recouvre la cour dans laquelle elle se trouve. Cette
cour est de plein pied avec la rue principale du village, dont elle est séparée par une grille en fer. L'eau
thermale s'écoule d'un robinet par jet continu dans
une grande coquille en fonte, et celle qui n'est pas uti-
lisée en boisson se perd constamment dans le canal
de fuite. Pour arriver à ce résultat, l'eau est puisée
dans un bassin dans lequel elle se rend directement
en émergeant du sol, par une machine à vapeur ; elle
est élevée ainsi jusqu'au premier étage, dans un réser-
voir qui la laisse constamment s'écouler. Celle qui est
destinée à la boisson ne séjourne pas dans le réser-
voir, et la machine à vapeur en puise pendant tout le
temps consacré au service balnéaire. Il y a deux piscines. On ne s'en sert pas. Il y en a une cependant
qui est consacrée au service de l'hôpital, avec les
salles duquel elle communique par un corridor très
court. Il y a dix-sept cabinets de bains, quatre salles de
douches. Il y a encore une ancienne salle d'étuve, qui
date de 1712, où l'on peut prendre des bains de vapeur, de bras, de jambe. Enfin, l'établissement possède une caisse placée sur le parcours de l'eau thermale venant de la source pour se déverser au-dehors,
et qui sert à l'application des bains de vapeur. En
résumé, le bassin de captage se trouve sous la cour
dans laquelle nous voyons la buvette, et par un
conduit souterrain l'eau va se déverser dans l'étang de
Thau. On la puise au moyen d'une pompe à vapeur
qui la monte dans des réservoirs. Une portion descend dans le conduit de la buvette, et si elle n'est pas
employée, elle se perd dans le canal de fuite. Celle

qui séjourne dans les réservoirs doit servir aux bains et aux douches pour tempérer la chaleur native de l'eau thermale.

Depuis un temps immémorial, la station thermale de Balaruc possède un hôpital civil et militaire qui dépend de l'Administration des hôpitaux de Montpellier. Le service médical est confié au médecin inspecteur de la station. Il contient quatre-vingt-quatre lits, que le dévouement des Sœurs de Saint Vincent de Paul qui le desservent sait dédoubler quand le besoin s'en fait sentir. Il y a des salles réservées aux civils, aux femmes et aux enfants, d'autres aux militaires. Après la campagne de Crimée, les salles de ce petit hôpital étaient encombrées de glorieux soldats atteints du scorbut; le D^r Le Bret, alors inspecteur à Balaruc, nous a donné dans un remarquable mémoire les diverses observations de ces nombreux malades, et les heureux résultats que sa vaste expérience sut retirer de l'emploi de ces eaux thermales. C'est l'eau de l'ancienne source qui est administrée à l'hôpital; l'eau est employée en boisson, en bain de piscine, en douche, en boue minérale, etc., etc. Par un traité passé entre l'Établissement de l'ancienne source et l'Administration des hospices de Montpellier, et en vertu d'un droit ancien confirmé par les Tribunaux, l'établissement thermal doit fournir l'eau pendant certains mois de l'année, du 15 mai au 15 juin, et du 15 août au 15 septembre.

CHAPITRE II

Caractères physiques de l'eau minérale. — Sa limpidité. — Sa
saveur. — Sa température. — Analyse. — Composition
chimique. — Dans quelle classe d'eau minérale doit-on la
mettre ? — Conservation de cette eau minérale. — Son débit.
— Électricité.

L'eau de Balaruc est très limpide; cependant lorsqu'elle a séjourné pendant quelque temps dans les
bassins pour être refroidie, elle laisse déposer à sa
surface une matière très légère, onctueuse, irrisée,
qui ressemble aux dépôts qui se forment sur la surface de certaines eaux. Sous l'influence du contact
prolongé de l'air atmosphérique, les bicarbonates
alcalins se décomposent; il se forme alors des carbo-
nates qui, étant plus légers que l'eau, viennent nager à
sa surface. Ce dépôt est peu considérable, et l'on peut
en général considérer cette eau minérale comme très
limpide, sa saveur est légèrement salée, piquante,
laissant un arrière-goût légèrement amer, probablement dû à la présence des sels de magnésie, mais qui
n'a rien de désagréable au goût. Il y a peu de baigneurs qui se refusent à en boire un ou plusieurs
verres le matin à jeun; ce qui contrarie certains malades, c'est la température. Quelquefois, disent-ils,
elle leur reproche. En général, ils la prennent avec
facilité, sans avoir ni nausées, ni vomissements. Les
enfants la boivent sans trop se faire prier. J'ai ren-
contré cependant quelques malades qui préféraient la
boire froide; dans ce cas, elle est un peu plus amère,
elle devient plus lourde à digérer, probablement à
cause de l'évaporation des gaz qu'elle contient.

La température réelle, normale, de l'eau de Balaruc
varie entre 47°,5 et 48° centigrades; elle peut être
considérée comme à peu près constante. Cependant
M. le Dr Crouzet a signalé des variations plus considérables, mais elles tenaient bien certainement à des
circonstances particulières de grandes pluies et d'ora-
ges fréquents, ou à d'autres causes sur lesquelles nous
aurons occasion de revenir. J'ai constaté pendant
l'année 1876 la réalité de cette constance de la température. quoique les moyennes thermométriques fussent dans le mois de mai de 16°,82 ; de juin, de 19°,28;
de juillet, de 25°,22 ; d'août, de 24°,56 ; de septembre,
de 19°,58; d'octobre, de 18°25, et que la moyenne des
pressions barométriques fût dans les mois correspon-
dants de 760, — 761,53, — 765,30, — 764,88, — 763,
— 763,66. — Pendant le cours de cette saison thermale, les chaleurs arrivèrent très tard, vers le commencement du mois de juillet seulement. Si la moyenne
des températures est plus élevée dans les mois de
juillet et d'août, ce n'est pas par la continuité de la
chaleur à cette époque, mais bien parce que dans ces
deux mois nous supportâmes quelques journées dont
la température fut excessive. Malgré ces oscillations
du thermomètre quelquefois très notables, la température de la source se maintint presque tout le temps
entre 47°,5 et 48.

Il est des cas où elles peuvent être assez sensibles,
quoique, bien entendu, elles soient contenues entre
un ou deux degrés tout au plus.

De l'avis du Dr Crouzet (1), qui a fait de si nombreuses et si consciencieuses études sur les oscillations de
la température des eaux de Balaruc, les pluies prolongées ont une très grande influence sur la thermalité

(1) Dr CROUZET. — Communication orale.

de ces eaux, du reste comme sur la plupart des eaux minérales. Les vents en ont une bien plus grande encore. Si le vent souffle très fort du nord et s'il est persistant, le courant du canal de fuite est accéléré par le refoulement de l'eau de l'étang vers la mer, le niveau de l'eau thermale baisse dans le bassin de captage, et sa température s'élève ; l'eau minérale a une vitesse si considérable, et son parcours entre le canal d'émergence et le canal de fuite est si rapidement effectué, qu'elle n'a pas le temps de s'accumuler dans le bassin de captage et de se refroidir.

Lorsque le vent souffle du sud avec persistance, le courant de la source vers l'étang est diminué par le refoulement de l'eau de l'étang contre l'ouverture du canal de fuite, l'écoulement de l'eau thermale est donc ralenti ; il y a alors abaissement de la température, pas très considérable, puisque le niveau du bassin de captage s'est considérablement élevé, et la grande masse d'eau thermale accumulée s'oppose à une grande déperdition du calorique.

Le Dr Crouzet, mon prédécesseur médiat, a vu se produire un fait, en 1858, assez remarquable, qui s'est reproduit depuis, mais avec moins d'intensité cependant. Au mois de mai de cette année, il y eut dans la température de l'eau un abaissement de 18° centigrades ; cette diminution dura pendant trois mois, tellement que l'on fut obligé de fermer l'hôpital ; pendant ce laps de temps, les vents et la température ambiante avaient dû subir de nombreuses modifications. Après avoir cherché pendant longtemps les causes de ce refroidissement subit, il eut l'idée de faire découvrir tous les conduits que parcourt l'eau thermale, depuis son point d'émergence jusqu'au point où elle se déverse dans l'étang de Thau. Il s'aperçut que des boues s'étaient amoncelées dans l'intérieur de ces conduits,

et qu'elles interceptaient le courant; il les fit tous
dégorger, les fit daller, le courant se rétablit aussitôt,
la température se releva de 18° qu'elle avait perdus,
et chose surprenante, ce retour à la température normale s'effctua en 36 heures.

Un fait analogue s'est produit l'année dernière au
mois de septembre 1876, avec moins d'intensité, et
sous l'influence de la même cause. J'ordonnai la même
perquisition, je constatai l'amoncellement des boues
dans le canal de fuite ; je le fis dégorger, et la température, qui était tombée à 41° centigrades, remonta du
soir au matin à 48°, qu'elle a conservés jusqu'à la fin
de la saison.

M. Béchamp (1),. dans un mémoire qu'il a publié
dans le *Montpellier médical* sur les eaux de Balaruc, a
constaté que la température de cette source ne varie
pas sensiblement aux diverses heures de la journée ;
elle peut cependant varier dans l'intervalle de plusieurs
années, mais pour revenir toujours à 47°. On peut
donc considérer la température de cette source comme
à peu près constante.

L'eau de Balaruc n'est pas mousseuse, il se dégage
incessamment des bulles de gaz qui viennent crever à
sa surface, et font entendre une espèce de bouillonne-
ment lorsqu'on soulève la dalle qui recouvre le bassin
de captage. Le papier de Tournesol rougit très légèrement lorsqu'il est mis en contact avec elle, cette nouvelle coloration n'est pas fixe, le papier reprend sa
coloration naturelle lorsqu'on le laisse sécher à l'air.

L'eau de Balaruc a toujours attiré l'attention des
chimistes, on a toujours cherché à se rendre compte
de l'efficacité quelquefois merveilleuse de cette eau
minérale.

(1) BÉCHAMP et GAUTIER. — *Montpellier médical*, Nº du mois
de mai 1861.

Le tableau suivant contient les résultats des analyses faites avant celle de M. Béchamp, ancien professeur de chimie à la Faculté de Médecine Montpellier, et de M. Gautier, alors son préparateur.

	BRONGNIART.	P. FIGUIER.	SAINT-PIERRE.	ROUSSET.	M. DE SERRES et L. FIGUIER.
Acide carbonique.......	»	0,119	0,128	»	»
Chlorure de sodium.....	6,250	7,400	5,190	6,500	6,802
— de magnésium	1,400	1,380	0,950	1,500	1,074
— de calcium....	0,610	0,910	0,660	0,650	»
Carbonate de chaux.....	0,370	1,160	0,500	0,370	0,270
— de magnésie..	0,040	0,090	0,020	0,160	0,030
Sulfate de chaux.......	0,580	0,700	0,360	0,670	0,803
— de potasse	»	»	»	»	0.053
Fer.............	»	traces.	»	»	traces.
Silicate de soude.......	»	»	»	»	0,013
Bromures de sodium....	»	»	»	0,150	0,035
— de magnésie..					
Iodures	»	»	»	entrevus	»
	9,250	11,640	7,760	10,000	9,278

« L'analyse de Brongniart a été faite avec de l'eau » qui avait été envoyée de Balaruc à Paris. Les autres » auteurs, P. Figuier, Saint-Pierre, M. Rousset, MM. Marcel de Serres et L. Figuier ont vu la source et l'ont » examinée. » Comme on le voit, les uns y ont trouvé du fer que d'autres n'y ont pas trouvé ; seul, M. Rousset a constaté la présence de l'iode.

Tel était le résultat complet de nos connaissances sur la composition chimique d'une eau minérale importante à la fois par sa position géographique, par sa

thermalité, par sa minéralisation et par ses vertus thérapeutiques célèbres et incontestées, lorsque MM. Béchamp et Gautier firent paraître, en 1861 (1), le résultat
des analyses qu'ils avaient faites au printemps de 1859
et pendant le courant de l'année 1860. Ils voulurent
se rendre compte de la constance des combinaisons
chimiques et savoir si la composition de cette eau minérale variait sensiblement dans le courant d'une
année. C'est pourquoi la renouvelèrent-ils à la fin de
chaque saison, dans l'intervalle de douze mois. Voici
les résultats auxquels ils sont arrivés :

Chlorure de sodium.......	7.0451
— de lithium........	0.0072
— de cuivre.........	0.0007
— de magnésium.....	0.8890
Bromure de sodium........	traces.
Sulfate de potasse.........	0.1459
— de chaux..........	0.9960
Bicarbonate de chaux.......	0.8350
— de magnésie....	0.2167
Nitrates.................	traces.
Acide silicique...........	0.0228
— borique...........	0.0080
Alumine.................	
Manganèse..............	0.0011
Acide phosphorique........	
Oxyde de fer	0.0012
Acide carbonique.........	0.0984
TOTAL....	10.2671
Azote et oxygène..........	55^{cc}

En lisant le tableau ci-dessus, on voit qu'il n'est pas
question de l'arsenic dans la composition chimique des

(1) BÉCHAMP et GAUTIER. — *Montpellier médical*, mai 1861.

eaux de Balaruc. M. Chevallier y a signalé cependant la
présence de ce métalloïde. M. Béchamp (1) a voulu constater sa présence et n'a jamais pu l'y trouver. En intro-
duisant dans un appareil de March, nous dit-il, le produit de la concentration de 45 litres d'eau de Balaruc,
on n'a vu aucun indice de la présence de ce corps simple, et cependant l'appareil était resté en activité pendant trois heures. On a cependant trouvé de l'arsenic
dans les dépôts de ces eaux, dans les concrétions qu'elles
laissent ; M. Béchamp les a étudiés avec beaucoup
d'attention, et voici ce qu'il nous dit à ce sujet : Avant
d'admettre que l'arsenic trouvé dans les concrétions
vient de l'eau minérale, il fallait s'assurer qu'il n'a pas
une autre origine. L'éminent investigateur a trouvé,
en effet, le plomb des conduits destinés à la distribu-
tion de l'eau fortement arsenical, et il a dosé par l'analyse l'arsenic contenu dans le plomb des tuyaux. D'où
il est fort naturel, dit-il, d'admettre que l'arsenic trouvé
dans les concrétions vient, non de l'eau minérale,
mais bien des tuyaux, surtout si l'on veut bien remarquer que les dépôts qu'il a analysés étaient fort
anciens et avaient séjourné longtemps en contact avec
eux. En constatant l'influence qu'a l'étang de Thau sur
le volume et la température de l'eau minérale, suivant
que les vents soufflent du nord ou du sud, de Prony
avait émis l'idée, qui est encore fortement répandue
dans le public, que la source thermale de Balaruc
avait une origine sous-marine. L'analyse chimique de
l'eau de l'étang et de la source hydrominérale prouve
que cette opinion est complètement erronée. En ana-
lysant l'eau de l'étang à une grande distance des bords
avec un bon vent N.-O., M. Béchamp a découvert la
présence de l'iode dans 500 centilitres cubes d'eau,

(1) Béchamp et Gautier. — *Loc. cit.*

en proportion non dosable. En même temps, il a concentré et réduit à très petit volume six litres d'eau de l'étang, et il n'a trouvé aucune trace de cuivre. L'analyse de l'eau de Balaruc, nous l'avons vu, prouve que cette eau contient du cuivre et pas d'iode ; donc, l'eau de Balaruc ne reçoit rien de l'étang de Thau, qui contient de l'iode et pas de cuivre.

Comme conclusion de la discussion dans laquelle nous sommes entré à propos de la composition chimique de l'eau thermale de Balaruc, posons-nous cette question : dans quelle catégorie faut-il placer cette eau, et quel est l'ordre de son importance ? Pour répondre à cette question, je ne saurai mieux faire que d'emprunter les conclusions auxquelles est arrivé l'ancien professeur de chimie de la Faculté de Médecine de Montpellier (1).

D'abord elle est une eau thermale salée, il n'y a donc pas lieu de la confondre avec les eaux salées *froides, dont elle diffère par sa composition et par ses propriétés.* Ces eaux sont destinées à remplir d'autres indications que notre eau thermale. En second lieu, l'analyse chimique et l'analyse clinique font de l'eau de Balaruc un membre de la famille à laquelle appartiennent Wiesbaden et Bourbonne-les-Bains.

M. Guibourt (2) caractérise l'eau de Bourbonne en disant que cette localité est « célèbre depuis longtemps par ses eaux thermales, qui sont les plus salées que l'on connaisse. » L'eau de Bourbonne est la moins salée des sources de cette famille :

---

(1) BECHAMP et GAUTIER. — *Loc. cit.*
(2) GUIBOURT. — *Histoire des drogues simples.*

Chlorure de sodium.

Balaruc-les-Bains.............	7.045
Wiesbaden (Kochbrunnen)....	6.835 (1)
Bourbonne.................	5.783 (2)

Les trois eaux de cette famille sont magnésiennes :

Sels magnésiens.

Balaruc...................	1.032
Bourbonne................	0.392 (3)
Wiesbaden................	0.207 (4)

Elles sont cuivreuses toutes les trois :

Chlorure de cuivre.

Balaruc...................	0.0007
Bourbonne................	traces
Wiesbaden................	traces

Ces eaux sont donc toutes les trois thermales, salées, magnésiennes, cuivreuses. Comme eau thermale salée de cette famille, Balaruc est la première, surtout si l'on considère ses éléments les plus actifs. Aussi, tel malade qui n'a jamais été purgé à Bourbonne, l'est très bien à Balaruc ; tel autre obtient, avec quatre verres de cette eau, un effet aussi prononcé qu'avec dix verres de Bourbonne (Crouzet). M. Crouzet a constaté par lui-même et sur lui l'exactitude de ces comparaisons.

Contrairement à l'assertion de M. Constantin James, l'eau de Balaruc peut se conserver très longtemps, peut-être indéfiniment, sans rien perdre de ses caractères physiques et chimiques, si elle est enfermée dans des vases hermétiquement bouchés. M. Rousset en a conservé pendant douze ans, sans qu'elle eût subi

(1) Frésénius. — Jaresberuth de J. Liebig et H. Kopp.
(2) L. Figuier. — Nouvelles observations sur la source thermale de Balaruc, 1848.
(3) L. Figuier et Mialhe. — Loc. cit.
(4) Frésénius. — Loc. cit.

aucune altération. M. Béchamp a reconnu intactes la saveur, la limpidité, la composition d'une eau de Balaruc conservée en bouteille depuis trois ans. Cette propriété rare et qui prouve la fixité des combinaisons chimiques, permet ainsi son exportation au loin. Seulement il est bon de la faire chauffer au bain-marie dans ces cas, pour la rapprocher le plus possible de la température de la source ; elle est alors moins amère et plus facile à digérer.

La source de l'ancien établissement est inépuisable, nous dit M. Béchamp, dans un mémoire auquel nous avons fait déjà de nombreux emprunts à propos de la composition de notre eau thermale. Son fuyant, nous dit également M. le Dr Rousset, verse journellement dans l'étang de Thau cent mètres cubes d'eau minérale, c'est-à-dire cent mille litres. Un jaugeage fait, sur la demande de M. Béchamp, par M. le Dr Crouzet, en 1859, à la suite de vents du nord-ouest prolongés, sur le ruisseau de fuite, a donné, en moyenne, 332,640 litres par 24 heures.

Avant de finir, disons quelques mots seulement sur une question qui, de nos jours, occupe les médecins hydrologues, je veux parler de l'électricité des eaux minérales. Il y a déjà quelque temps que l'on s'occupe de l'électricité au point de vue du traitement des madies chroniques par les eaux minérales. On s'est aperçu que, par le contact de ces eaux avec le corps vivant, il se produisait un courant électrique, et que la direction de ce courant variait selon qu'il y avait simple contact extérieur, ou que l'eau était ingérée. Les instruments de précision que possèdent les laboratoires bien montés, sont assez sensibles pour rendre apparentes les manifestations électriques qui se produisent par le contact des liquides ; mais ils sont loin de valoir, pour la conductibilité, le corps humain. C'est en opérant sur lui-même, avec l'assistance de plusieurs personnes compétentes, que Scoutetten s'est rendu compte de ces faits. Bien plus, on a découvert un moyen pour rendre à l'eau minérale transportée au loin son pouvoir électrique. On peut lire dans *la Gazette des Eaux* une série de très-intéressants articles de M. Guyot (1), sur la réélectrisation des eaux minérales. Comme le passage suivant emprunté à l'article relatif aux eaux minérales, publié par le Dr Guersant dans son Dictionnaire de médecine, présente un grand intérêt pour la station de Balaruc, je le transcris presque textuellement : Quelques faits me portent à croire que certaines eaux thermales *chaudes*, transportées loin de la source, peuvent reprendre leurs propriétés primitives lorsqu'on les plonge dans une eau thermale échauffée par le calorique terrestre, au lieu de les réchauffer artificiellement au bain-marie, comme on le fait ordinairement. Un de mes clients, excellent observateur, qui fait depuis longtemps — ceci a été écrit en 1835 — un usage fréquent de l'eau de Balaruc pour combattre une paralysie du bras droit, et qui les a souvent prises soit à la source, soit à Paris, avait remarqué que l'action purgative était beaucoup plus énergique dans le premier que dans le second cas. Il se rendit à Plombières pour se soumettre à l'usage des douches, et il eut alors l'idée de faire chauffer l'eau de Balaruc, à l'usage de laquelle il était en même temps soumis, en la plongeant dans la source la plus chaude de cette station thermale. Il remarqua alors que l'effet purgatif était aussi énergique que lorsqu'il buvait cette eau auprès de la source. Il fit part de ce fait à plusieurs malades

---

(1) GUYOT. — *Gazette des Eaux*. — Numéros des 21 décembre 1876 et 18 janvier 1877.

qui comme lui faisaient usage de l'eau de Balaruc,
ils la firent chauffer par le même moyen, et les mêmes
résultats se reproduisirent identiques chez eux.

Cette expérience, répétée pendant deux années de
suite sur les mêmes malades et avec le même succès,
mérite de fixer l'attention par rapport aux avantages
qu'on pourrait en retirer par l'emploi de plusieurs espèces d'eaux minérales combinées entre elles, et, sous
d'autres rapports, elle doit nous tenir en garde sur les
conséquences qu'on peut tirer des expériences purement physiques faites sur la chaleur naturelle des
eaux thermales, car les effets physiologiques dont nous
venons de parler sembleraient indiquer *que l'action du
calorique naturel et celle du calorique factice ne sont
pas absolument les mêmes sur nos organes.* Quoi qu'il en
soit, c'est sans doute à la combinaison particulière du
calorique et de l'électricité, et peut-être *à l'existence
cachée de quelques principes que l'analyse chimique n'a
pas encore pu saisir, que sont dues les différences remarquables entre les propriétés de telles ou telles sources qui
offrent chimiquement les mêmes principes et presque dans
la même proportion.*

La question de l'électricité des eaux minérales, son
action sur l'économie au point de vue du traitement
des maladies chroniques en général et des paralysies
en particulier, est encore très peu connue ; le cadre
de mon travail, du reste, ne me permet pas de m'étendre sur cette intéressante question, qui peut-être dans
la suite nous révèlera un mode d'action physiologique
et thérapeutique encore ignoré.

CHAPITRE III.

Moyens balnéothérapiques employés à Balaruc. — Boisson. —
Gargarismes. — Bains généraux et locaux. — Douches variées. — Boues minérales.

Les eaux de Balaruc sont administrées à l'intérieur
et à l'extérieur : en boisson, en gargarismes, en bains
généraux et locaux, en douches internes et externes
de toute espèce, et sous forme de boues. On les ordonne
pures ou associées aux eaux mères des salines environnantes, etc., etc.

Boisson. — La quantité d'eau ingérée et sa température jouent un bien grand rôle. Dans certains cas,
la boisson constitue à elle seule tout le traitement. On
voit des goutteux qui viennent tous les ans passer une
quinzaine de jours auprès de cette source. Ils prennent alors quatre, cinq, six verres d'eau minérale, le
matin, à jeun, et ils constatent que, lorsqu'ils ne viennent pas faire cette saison, les accès de goutte qu'ils
subissent dans le courant de l'année sont plus longs
et plus douloureux. Peut-on attribuer ces heureux résultats à la présence du chlorure de lithium, qui entre
dans la composition de ces eaux, ou bien à leur action
tonique, purgative et, par suite, dépurative ?

Dans les paralysies suite d'apoplexie, pour M. le
Dr Le Bret, ancien inspecteur de ces thermes, la boisson constituait la partie principale du traitement par
leur action dérivative sur le tube digestif.

Il faut être très prudent dans l'administration de
ces eaux prises en boisson, car autrement, chez les

apoplectiques dont l'accident est d'une date peu éloi-
gnée, on pourrait craindre de réveiller trop brusque-
ment la surexcitation nerveuse et faire naître par
action réflexe une nouvelle fluxion du côté du cerveau.
Les personnes qui sont purgées par l'usage interne de
l'eau de Balaruc, nous dit Rotureau (1) dans son livre
sur les Eaux minérales de l'Europe, conservent souvent, longtemps après leur cure, une diarrhée opiniâtre, cédant avec une grande difficulté et étant une complication du traitement hydro-minéral de cette station
thermale. Faut-il attribuer cette action, inconnue à
toutes les autres sources chlorurées sodiques beaucoup
plus chargées que ne le sont les eaux de Balaruc, à la
proportion plus notable de chlorure de magnesium
(1074) que contiennent ces dernières ?

Je n'ai jamais constaté pareille complication, soit
dans ma clientèle privée, soit dans mon service de
l'hôpital, depuis treize ans que j'ai l'honneur d'être Médecin-Inspecteur de cette station et comme tel chargé
du service hospitalier. Si quelques praticiens l'ont
constatée autrefois, ne peut-on pas mettre cette complication sur le compte de l'abus que l'on faisait alors
de cette eau en boisson ? A l'époque où vivait Marchant,
nous fait remarquer M. Rotureau lui-même, on donnait
jusqu'à « 9 livres d'eau en 3 temps, à la distance d'une
demi-heure ». La dose n'était-elle pas trop considérable dans certains cas, et ne pouvait-elle pas produire
une inflammation intestinale ?

Quel est l'effet que l'on veut obtenir en adminis-
trant l'eau de Balaruc en boisson ? On veut, dans un
cas, tonifier l'économie, réveiller les fonctions digestives, combattre par l'assimilation de ses principes

_____

(1) Rotureau. — *Des principales Eaux minérales de l'Europe*,
t. 1, p. 638.

minéralisateurs une diathèse; on veut, en un mot, obtenir un effet altérant. Dans ces cas, il faut la donner à très petites doses : un verre, deux verres tout au plus pour un adulte, pris par quart de verre. A la suite de l'administration de ces petites doses, on n'aura pas en général d'effet laxatif. Il serait, en effet, inutile et même nuisible d'obtenir des purgations même légères, mais répétées, chez des individus débilités par une diathèse ou par le lymphatisme. Chez les enfants en bas âge, je la prescris par gorgées et même par cuillerées à café prises avant, pendant et après le bain, jusqu'à concurrence d'un demi-verre.

Lorsque l'on veut obtenir un effet purgatif, la dose doit changer, tout en nous tenant dans une bien sage réserve. Il faut faire d'abord une distinction pour les apoplectiques dont l'affection est récente, deux ou trois verres pour commencer, en allant progressivement en augmentant jusqu'à effet purgatif. Il est rare que l'on soit obligé de prendre plus de cinq à six verres. Chez les malades dont le début est plus éloigné, chez ceux qui ne viennent pas pour la première fois faire usage de ces eaux, on peut commencer par quatre verres, mais il est inutile de pousser jusqu'au delà de six à sept verres. Quelquefois, lorsque l'on a une forte constipation à combattre, lorsqu'elle est très ancienne, lorsque le second ou le troisième jour elle n'est pas vaincue, au lieu d'augmenter indéfiniment la dose, on ajoute dans le premier verre d'eau minérale quelques grammes de sulfate de magnésie. Il est rare que cette complication résiste à ce moyen ; bien plus, le lendemain et les jours suivants, sous l'influence d'une dose inférieure, on obtient une et quelquefois plusieurs garde-robes.

Un fait qui est tiré de l'expérience, et qu'ont observé MM. les Drs Rousset et Crouzet, tous les deux inspecteurs honoraires, c'est que les verrées d'eau minérale doivent être prises de cinq en cinq minutes. En même temps, les malades, si cela est possible, doivent se tenir debout ou se promener pendant les intervalles de temps. Ces éminents praticiens ont constaté que l'effet purgatif était plus rapide et plus sûr. L'exercice modéré ne favorise-t-il par l'absorption de l'eau ingérée ?

On comprendra facilement combien il est difficile de fixer, même approximativement, les doses auxquelles il faudra arriver ; ne faut-il pas tenir compte des tempéraments et des idiosyncrasies? Tout ce que l'on peut dire, c'est que, prise à petite dose, cette eau est tonique, reconstituante, et peut être mise au nombre des médicaments altérants ; à plus haute dose, elle est purgative. Quant à la température, elle est en général de 46°, prise au griffon de la buvette ; elle est trop élevée pour causer des nausées et des vomissements. Cependant certains malades prétendent ne pouvoir pas l'avaler sans en être incommodés ; dans ces cas, on peut la boire froide ; il faut alors en prendre un peu plus si l'on veut obtenir un effet purgatif.

En bains. — Ce n'est pas seulement par les sels minéralisateurs qu'il contient, que le bain thermal agit, c'est aussi par sa durée et sa température. Il est bien évident que plus la température est élevée, plus la durée doit être courte, car nous n'ignorons pas que lorsqu'elle dépasse l'indifférente, le bain est excitant ; lorsqu'au contraire elle ne l'atteint pas, il est sédatif. A cette excitation due à la température, il faut ajouter celle qui est spéciale aux eaux chlorurées sodiques. Cela dit, il est facile de comprendre que lorsque nous voulons stimuler l'économie chez un malade chez qui les réactions sont lentes et difficiles à réveiller, nous ayons recours à une température un peu élevée. On pourra encore administrer un bain chaud lorsqu'on voudra obtenir un effet dérivatif sur la peau, dans le cas de paralysie ancienne, suite de lésion cérébrale, dans le rhumatisme chronique. Dans ce cas : 1° parce que le rhumatisme aime l'eau chaude, ce qui fait que la plupart des sources thermales le revendiquent au nombre de leurs cures ; 2° pour attirer à la peau le mouvement fluxionnaire qui se porte sur une articulation.

Cette stimulation, si utile dans certains cas, serait dangereuse lorsque nous avons à traiter un apoplectique de date récente, de peur de faire naître des actions réflexes vers le cerveau, et n'oublions pas non plus combien dans cet état morbide les mouvements fluxionnaires sont faciles à se réveiller, et avec quelle rapidité ils se portent vers le cerveau. Le travail cicatriciel qui s'est fait depuis dans la substance cérébrale, cette subinflammation si nécessaire pour ce travail n'est pas complétement éteinte, ne peut-elle pas servir de *pars trahens*, et ne peut-elle donner naissance à une stimulation locale, à un raptus vers le cerveau, qui n'est qu'incomplétement remis du choc qu'il a reçu il y a peu de temps ? Dans l'anémie, dans les cachexies, lorsque le sang s'est appauvri et que le système nerveux a vu diminuer l'influence de son modérateur normal, lorsqu'il présente des symptômes de surexcitation, est-il prudent de l'augmenter par des bains chauds ? A la suite de l'excitation prolongée, ne retrouve-t-on pas la faiblesse augmentée ? Dans ces cas, ne vaut-il pas mieux rechercher l'action sédative du bain ? On le voit donc, la température du bain doit être surveillée attentivement, il ne faut pas non plus qu'elle oscille entre différents degrés, il faut qu'elle soit constante ou à peu près pendant toute la durée de l'immersion. Quant à la durée, il est bien évident qu'il ne faut pas la négliger; un bain trop long est fatigant, il affaiblit; il ne doit être prolongé que lorsqu'on veut combattre un état diathésique profond, ou bien lorsqu'on cherche une action résolutive considérable. C'est un excellent conseil donné par tous les bons observateurs qui ont pratiqué auprès de nos eaux thermales.

Dans certains cas où il voulait encore augmenter l'action stimulante et résolutive de l'eau de Balaruc, mon éminent prédécesseur médiat, M. le Dr Crouzet, a eu l'heureuse pensée d'associer les eaux mères provenant des salines de Villeroy (1). Ces eaux sont surchargées de bromures et d'iodures. On voit de suite de quels bons résultats est suivie cette pratique, dans les cas de scrofules invétérées, de rachitisme, etc., etc. Je me suis bien gardé de rien changer à une pratique si rationnelle, et j'avoue que je n'ai pas eu à m'en repentir. Il faut surveiller avec beaucoup d'attention la quantité d'eau mère que l'on verse dans un bain, car ces eaux minérales ont le défaut de leurs qualités, elles ont une action très excitante sur l'économie en général et sur la peau en particulier.

On se sert de préférence, à Balaruc, des baignoires plutôt que des piscines qu'on y a nouvellement construites, et cela parce que les malades qui, pour la plupart, fréquentent ces thermes sont plus ou moins impotents, parce qu'il leur est souvent difficile de descendre les marches qui y conduisent, et qu'il leur leur serait quelquefois très pénible de se tenir même assis au milieu d'un bassin plein d'eau. C'est un fait que je déplore, car l'action des bains est singulière-

(1) Villeroy, petite localité où se trouvent les salins, et séparée de Balaruc par un bras de l'étang de Thau.

ment augmentée par l'exercice; dans les maladies articulaires par exemple, la gymnastique, les mouvements faits pour la natation pourraient rendre de signalés services.

L'eau thermale est administrée sous forme de bains de jambe. On a pour but d'activer la circulation vers les parties inférieures, pour détourner les mouvements fluxionnaires qui se portent vers le cerveau. C'est un excellent adjuvant dans les cas d'apoplexie cérébrale. Il vaut mieux les prendre moins chauds qu'à une température très élevée. Dans le premier cas, si la suractivité de la circulation dans les parties est moindre, si le sang se porte moins rapidement en bas, lorsque le malade n'est plus sous l'influence du pédiluve, la réaction est moins brusque et moins rapide. Je ne fixerai pas ici le degré de température qu'il faut atteindre, ni la durée, soit pour les bains généraux, soit pour les bains locaux, ces questions dépendent de trop de considérations relatives au tempérament et à la maladie que l'on veut traiter, c'est au médecin chargé du traitement à la fixer sur place.

Douches. — A Balaruc, on donne aussi des douches de toute espèce : douches générales, douches locales, douches ascendantes, douches vaginales et périnéales. En général, les malades ont une foi aveugle dans ce moyen balnéothérapique; il leur semble que le traitement n'est pas complet si on ne leur en administre pas quelques-unes. Il est incontestable que la douche est plus énergique que le bain, ne serait-ce que par le choc produit sur la surface du corps; mais si elle gagne en énergie, elle fait perdre à l'eau une partie de la valeur de sa minéralisation. Après ce que j'ai dit à propos des bains généraux, je ne crois pas utile d'entrer dans de nouveaux détails à propos des douches; je craindrais de tomber dans des redites inutiles ou dans des banalités.

On emploie la douche toutes les fois que l'on veut obtenir une réaction générale, un effet révulsif sur la peau, la résolution de quelque engorgement viscéral ou articulaire. C'est à la douche générale qu'il faut avoir recours dans la plupart des cas; il est bien évident que l'on n'évitera pas de diriger le jet sur la partie engorgée; mais on ne le dirigera pas seulement de ce côté, car on pourrait, à la suite d'une réaction trop vive, dépasser le but que l'on se propose. Il ne faut pas croire, en effet, que la résolution d'un organe engorgé ne puisse pas se faire par une action générale ; mais c'est ce que les gens du monde comprennent difficilement. Quoi qu'il en soit, dans les cas de paralysie, suite de lésion cérébrale, il ne faut pas se presser d'avoir recours à ce moyen balnéaire; ce n'est que lorsque le malade se sera acclimaté à ces eaux, ou lorsqu'il aura subi un traitement pendant une saison antérieure, qu'on pourra en user sans danger. Dans le cas contraire, si la maladie est récente, il faut les proscrire d'une manière absolue. Telle est l'opinion de M. le Dr Crouzet. Nous sommes bien loin, on le voit, de l'ancienne pratique exercée pendant si longtemps à Balaruc, de la douche sur la paillasse. Les précautions à prendre sont d'autant plus grandes que ce moyen est très actif et que les apoplectiques sont plus sujets à des raptus du côté du cerveau. Il est incontestable qu'elles seront bien moins grandes à prendre lorsqu'il s'agira d'un engorgement scrofuleux d'une articulation, et même dans ce cas faudra-t-il être prudent, si on ne veut pas outrepasser le but proposé.

Les douches ascendantes, vaginales, périnéales, doivent également être surveillées au point de vue de

leur température, de leur énergie ; je crois inutile
d'insister sur ce mode d'emploi de l'eau thermale ; il
faudra surveiller que la réaction ne soit pas trop vive;
il faudra modérer le choc, dans une douche vaginale,
de peur qu'en voulant combattre un engorgement du
col de l'utérus, on ne fasse naître une inflammation
de cet organe ; mais tous ces préceptes ne sont pas
spéciaux à l'eau de Balaruc.

Boues minérales.— Ce moyen balnéothérapique était
plus recherché autrefois qu'aujourd'hui ; cependant il
est très heureusement employé dans certains établissements minéraux, tels que Dax, Uriage, Bourbonne,
etc., etc. A Balaruc, on en fait un fréquent usage.
Elles sont constituées par des matières argileuses que
l'on ramasse dans le canal de déversement du trop
plein de la source thermale, on les accumule dans un
grand bassin, dans lequel l'eau thermale est obligée
de passer pour se perdre au dehors. N'oublions pas
qu'à Balaruc, d'après M. le Dʳ Rousset (1), le fuyant
de la source ancienne verse journellement dans l'é-
tang au moins cent mètres cubes d'eau minérale,
c'est-à-dire cent mille litres d'eau, qui contiennent
bien mille kilogrammes environ de sels divers qui
entrent dans sa composition. Ces matières argileuses
sont donc toujours en contact avec l'eau minérale.

Nul doute que ces boues ne s'imprègnent de tous
les sels minéralisateurs qui sont en dissolution et en
suspension dans l'eau thermale de cette source. Ce
qui le prouve, c'est l'action énergique, astringente,
qu'elles manifestent quand on les applique locale-
ment. Je me rappelle un fait particulier, entre tant

(1) Dʳ ROUSSET. — *Eau thermale de Balaruc-les-Bains*, 1839,
page VI.

d'autres, qui vient confirmer ce que j'avance. Un
malade, domestique d'un riche propriétaire de Pignan
(Hérault), vint à Balaruc, l'année dernière, pour se
faire traiter d'un engorgement avec raideur de l'articulation au genou, suite d'une forte contusion reçue
sur l'articulation, et remontant déjà à quelques mois.
J'employai les boues minérales, suivies de douches
avec massage : un quart d'heure après le début de
leur application, il me fit appeler en toute hâte, me
disant qu'il souffrait des douleurs intolérables dans le
genou. « Il me semble, disait-il, qu'on me resserre le
genou dans un étau ; j'ai peur, ajoutait-il, que mes os
se brisent », et en même temps il serrait son mou-
choir entre les dents, et présentait l'aspect d'un
homme en proie à de violentes douleurs. Je dois dire
qu'il était d'un tempérament nerveux, excitable. Je
diminuai la durée de l'application. La même action se
reproduisit pendant les deux ou trois premiers jours
du traitement, en diminuant en proportion de l'habitude. Dans aucun cas, il est vrai, je n'ai été témoin
d'une action si énergique et si rapide. Je fus assez
heureux pour voir une amélioration très notable survenir vite chez ce malade. A la fin du traitement, il
put marcher assez facilement, tandis qu'il ne le faisait
qu'avec la plus grande difficulté, et encore en s'appuyant sur une forte canne, à son arrivée auprès de
notre source thermale.

Ces boues minérales sont en général exclusivement
employées contre les engorgements, soit des articulations, soit du système ganglionnaire. On en fait des
cataplasmes que l'on place sur la lésion elle-même ;
on a le soin de les imbiber toutes les cinq ou dix
minutes avec l'eau thermale ayant sa température
native. On peut encore, dans certains cas, en augmenter l'action résolutive par l'association des eaux

mères provenant des salines environnantes. Appliquées de cette manière à l'hôpital, sur des soldats
présentant des engorgements ganglionnaires formant
un chapelet autour du maxillaire inférieur, j'ai pu
constater tous les jours une diminution sensible dans
la tuméfaction des parties. Il est bien entendu
qu'après l'usage de ce moyen balnéothérapique, suivant le cas et suivant les effets que l'on veut obtenir,
on est dans l'habitude de faire prendre un bain ou
une douche, ne serait-ce que pour se laver. La durée
de l'application de la boue est d'une demi-heure ou
d'une heure ; encore ici rien de précis, c'est sur le
tempérament du malade, les effets que l'on voudra
obtenir, qu'il faudra baser sa conduite.

En gargarismes.— Lorsque les symptômes de paralysie portent, par exemple, sur les muscles de la
langue, que la phonation est gênée, difficile, on peut
employer l'eau de Balaruc en gargarisme, plusieurs
fois par jour. Ce moyen bien simple est un excellent
adjuvant du traitement général dirigé contre la paralysie, en ce sens qu'il agit directement sur les muscles dont le système nerveux est atteint.

En lotions. — On se trouve très bien de l'usage de
ces eaux minérales en lotions sur les yeux, dans les
cas d'ophthalmie scrofuleuse. Il faut avoir le soin de la
laisser refroidir, et de ne l'employer que lorsqu'elle
est tiède, pour ne pas appeler une réaction trop vive
après la cessation de ce moyen thérapeutique. Des
lotions fréquentes faites dans la journée sur des plaies
anciennes, des ulcères scrofuleux, sont très utiles ;
elles les détergent d'abord, excitent la vitalité des
parties et favorisent la cicatrisation.

En injections. — Dans les cas de trajets fistuleux, on se trouve très bien des injections répétées, selon les cas, plusieurs fois par jour, soit avec de l'eau minérale pure ou mitigée à sa température normale ou refroidie, pour ranimer la vitalité des tissus et amener ainsi une inflammation adhésive. — Dans les cas de paralysie de la vessie, ce moyen réussit très bien ; j'ai pu ainsi guérir bien des fois des incontinences d'urine par suite du relâchement ou de la paralysie même complète des sphincters de cet organe.

CHAPITRE IV.

Action physiologique des eaux de Balaruc.

Avant d'aborder les actions physiologique et thérapeutique de l'eau de Balaruc, jetons un coup d'œil
rapide sur le mode d'absorption des substances miné-
ralisatrices de ces eaux. L'absorption se fait par la
peau et les voies respiratoires. On a discuté longuement la question suivante : la peau absorbe-t-elle les
substances tenues en dissolution dans les bains minéraux ? Les auteurs ont été divisés, et les idées sur
cette question sont encore contradictoires. Les uns
ont prétendu que l'absorption cutanée est nulle. Ils
appuient leur opinion sur des expérimentations
faites sur des bains qu'ils avaient rendus médicamen-
teux, en leur ajoutant des solutions de substances
qu'il est facile de reconnaître dans les produits de
sécrétion et qui ne se rencontrent pas habituellement
dans l'économie, ou bien en ajoutant des substances
qui se manifestent, après leur absorption, par des
phénomènes spéciaux. Mais ces eaux minérales artifi-
cielles peuvent-elles être comparées à celles dont les
sels minéralisateurs ont été soumis quelquefois à des
températures et à des pressions énormes ? Pour ne
citer qu'un exemple, l'arsénite de fer, qui est insolu-
ble dans l'eau, ne se rencontre-t-il pas à l'état de dissolution complète, et non en suspension, dans les
eaux thermales de Sylvanès ? Ces eaux minérales, en
venant émerger sur la surface du sol, viennent d'une
profondeur telle, que la pression et la température

qu'elles y subissent rendent les combinaisons chimiques et plus intimes et plus stables. N'a-t-on pas reconnu, par exemple, que l'action des eaux ferrugineuses est plus énergique que quelle préparation martiale que ce soit ? Le docteur Patissier n'est-il pas de l'avis que c'est à cet état de dissolution, à cet état d'extrême division du fer dans les eaux, ainsi qu'à son union intime avec d'autres principes minéralisateurs, qu'il faut attribuer une telle efficacité ? D'autres hydrologues pensent que cette dissolution extrême de ces substances peut favoriser l'absorption cutanée. Dans tous les cas, cette absorption est très faible, les quantités de sels absorbés sont infinitésimales, et elle ne se fait qu'à la suite d'un usage prolongé de ces eaux, à la suite d'une imbibition préable de l'épiderme. Ne sait-on pas que les tissus épithéliaux ne s'imbibent qu'à la longue ?

L'action physiologique des eaux chlorurées sodiques, nous dit M. Durand-Fardel (1), se confond intimement avec leur action thérapeutique. Les eaux minérales de cette classe doivent surtout leur action curative à la présence même de ces chlorures. Parmi ces sels, il en est que l'on peut, du reste, administrer à de hautes doses et dans lesquels il y a lieu, par conséquent, de considérer l'effet physiologique du chlore, comme dans les bromures et les iodures il y a lieu de considérer le brome et l'iode. Tels sont les chlorures des métaux alcalins (2). Pour l'eau qui nous occupe, c'est surtout le chlorure de sodium qui doit principalement attirer notre attention. Le chlorure de magnésium, qui vient augmenter l'effet purgatif de l'eau,

(1) DURAND-FARDEL. — *Traité thérapeutique des eaux minérales.*
(2) RABUTEAU. — *Éléments de thérapeutique et de pharmacologie.*

présente des effets physiologiques qui peuvent être
rapprochés de ceux du chlorure de sodium. Ce sel est
absorbé rapidement une fois introduit dans le tube
digestif ; ce qui le prouve, c'est sa présence en excès
dans les urines et la salive quelques moments après son
ingestion. Par les voies respiratoires, son absorption
est encore plus rapide, et c'est ce qui rend la respiration d'une atmosphère surchargée de sels marins si
efficace dans le traitement de la scrofule. Si son
absorption est rapide, son élimination ne l'est pas
moins ; mais celle-ci n'est jamais complète comme
après l'ingestion des chlorates, des iodures, des arsé-
nicaux. Dans ces cas, l'élimination se continue jusqu'à
ce qu'il ne reste aucune trace de ces sels dans l'économie ; mais pour le chlorure de sodium, quelque rapide
et active que soit l'élimination, elle n'est jamais complète ; il n'y a que l'excès sur la quantité qui existe
normalement dans le sang qui disparaît. Cette élimination se fait ordinairement par les reins et les glandes sudoripares.

L'action physiologique de l'eau thermale de Balaruc
est, on peut le dire, générale; elle se manifeste donc
sur la peau, les muqueuses, le système sanguin, les
nerfs et sur les grandes fonctions également. Au bout
de quelques jours de traitement, il se manifeste un
certain degré d'excitation générale qui contraste singulièrement avec le résultat tout opposé que l'on avait
obtenu pendant les premiers jours. A ce calme et à
cette action tonique, qui apparaissent dès le début,
succède de la fatigue générale, de la lassitude, qui
accompagnent cette excitation. Il faut surveiller ce
changement survenu dans l'état général, modérer le
traitement et quelquefois l'interrompre pendant deux
ou trois jours. Dès le début du traitement, la circulation du sang dans la peau devient plus active ; cela se

comprend facilement lorsqu'on songe à la richesse minéralisatrice de cette eau en chlorure de sodium ; les terminaisons des nerfs qui viennent s'épanouir dans le tissu cutané subissent cette action directe excitante et la transmettent aux nerfs vaso-moteurs, d'où cette suractivité dans la circulation du tissu tégumentaire. J'ai constaté chez plusieurs malades des démangeaisons à la peau quelquefois très-intenses. Un entre autres se plaignait, après chaque bain, de souffrir de ces démangeaisons très-vives au niveau de la cicatrice d'une incision faite sur un anthrax, quelques mois auparavant. Dans ces cas, la peau ne présente pas de changement bien notable dans sa coloration; elle serait cependant un peu plus rouge, après un bain pris à une température peu élevée. Ces démangeaisons et cette suractivité vitale dans le tissu cutané deviennent plus manifestes après l'usage des eaux mères; aussi doit-on les employer avec parcimonie et précautions, surtout lorsqu'on a à traiter un jeune enfant ou une jeune fille à peau fine et délicate. Dans la majorité des cas, cette excitation cutanée n'est pas accompagnée de démangeaisons, car l'eau de Balaruc est, en général, légèrement onctueuse au toucher. La conséquence de cette suractivité vitale de la peau est une suractivité fonctionnelle, qui se traduit par un peu de sueur.

L'eau de Balaruc a une action bien manifeste sur les muqueuses en général, elle en excite les fonctions· Appliquée en lotions sur les yeux, nous voyons les muqueuses palpébrales prendre peu à peu une coloration plus rouge, les larmes se sécréter en plus grande abondance, et c'est ainsi que s'obtient la guérison des ophthalmies de nature scrofuleuse. La muqueuse buccale subit la même influence lorsqu'on emploie cette eau thermale en gargarisme, les glandes salivaires sécrètent une plus grande quantité de salive. Introduite dans l'estomac, cette eau chlorurée active la sécrétion du suc gastrique; bien plus, elle lui rend ses propriétés indispensables à une bonne digestion, elle le rend acide sous l'influence de l'acide chlorhydrique rendu libre par les transformations et les décompositions successives que subit le chlorure de sodium. Parvenue dans l'intestin, elle produit une hypersécrétion très-considérable, d'où son effet purgatif. Pour résumer l'action physiologique de l'eau de Balaruc sur les muqueuses, on peut dire que, sous son influence, la circulation sanguine devient plus active, et la conséquence de cette suractivité vitale est une hypersécrétion très-considérable des glandes qui entrent dans la texture du tissu muqueux.

Pour être moins manifeste, l'action physiologique de l'eau de Balaruc sur le sang et sur la circulation n'en existe pas moins. Cette action est double, l'action directe porte sur la constitution même du sang : sous l'influence de l'eau chlorurée sodique, le sang devient plus riche en globules rouges. Cette augmentation du nombre des globules n'est pas due à une action hématogène ou génératrice des hématies, comme l'est celle du fer, elle dépend de l'action conservatrice exercée par le chlorure de sodium sur les globules rouges (1).

L'eau de Balaruc, en excitant le système cutané, donne lieu à des actions réflexes dont les nerfs vasomoteurs subissent quelques fois l'influence; la circulation est activée, nous l'avons déjà vu plus haut. Nous verrons plus tard les heureux résultats de ces diverses actions physiologiques de l'eau de Balaruc, et nous verrons aussi que l'usage de ces eaux n'est pas sans danger lorsqu'elles sont employées contre les apoplexies chez les personnes pléthoriques.

(1) RABUTEAU. — *Loc. cit.*

L'eau de Balaruc a une action évidente sur les reins ;
lorsque l'action purgative est énergique, la sécrétion
urinaire est moins abondante ; dans les cas où, au
contraire, cette action purgative est difficilement obtenue, il y a une suractivité fonctionnelle très considérable sur les organes uropoïétiques. — Cette action sur
les fonctions urinaires a été reconnue, il y a déjà bien
longtemps, en l'an VIII, par un de mes prédécesseurs,
le Dr Pouzaire. Cet honorable praticien recommande
avec insistance l'usage de cette eau minérale contre la
gravelle.

J'ai eu l'occasion, depuis que je dirige le service
médical auprès de la station de Balaruc, de voir souvent un habitant du village qui a été autrefois traité
avec succès de cette affection par l'usage de cette
eau ; et il montre encore avec un certain orgueil plusieurs boîtes remplies de calculs qu'il a rendus. — Il
faut noter que depuis bien longtemps, trente ans peut-
être, il n'a plus souffert de coliques néphrétiques et
n'a plus rendu de calculs.

J'ai été bien souvent consulté par les baigneurs sur
la présence du sable rouge que la plupart constatent
dans l'urine du matin.

Frappé de ce fait qui se présentait si fréquemment
à mon observation, j'en demandai l'explication à mes
deux prédécesseurs à Balaruc, MM. les docteurs Le Bret
et Crouzet. — Ces deux honorables praticiens me ré-
pondirent qu'ils attribuaient la présence de ce sable
dans les urines à la suractivité fonctionnelle due à
l'action de l'eau thermale sur les reins. — Les fonctions uropoïétiques sont tellement suractivées que rien
ne peut séjourner dans les bassinets, qui sont lavés
par une très grande quantité d'urine.

Mais ce que ces honorables praticiens n'ont peut-
être pas constaté, c'est la différence qui existe dans la

texture des graviers rendus chez certains sujets avant ou après l'usage de l'eau thermale de Balaruc. — Cette différence de texture est très manifeste au point de vue de la friabilité et du peu de cohésion des parties constituantes. On dirait que l'eau a une action dissolvante sur la substance qui rend adhérentes ces diverses molécules entre elles. — Mon attention est éveillée sur ce point; et je me propose de faire des études sur l'action de l'eau de Balaruc sur la gravelle et sur les graviers. — Faudrait-il attribuer cette action aux sels de lithine qui entrent dans sa minéralisation ?

La température a une grande influence sur l'action physiologique de l'eau thermale de Balaruc. A l'action excitante de notre eau minérale vient s'ajouter celle de la température élevée. Ne voyons-nous pas, en effet, se produire une excitation vive lorsque le malade sort d'un bain chaud, moindre lorsque la température est modérée ? Dans le premier cas, on constate quelquefois de la fatigue générale, la perte du sommeil, des troubles de la digestion caractérisés par les symptômes d'un embarras gastrique. Aussi combien faut-il être prudent dans l'indication de la température des bains chez les paralytiques de date récente ? Ce fait est surtout manifeste à l'hôpital, où je n'ai qu'une seule piscine à ma disposition ; je suis obligé de diviser mes malades en deux catégories, cherchant à réunir dans la même, à une température modérée, tous les malades dont les affections morbides sont plus récentes et dont les tempéraments ont certains points de ressemblance, tandis que je tâche, autant que faire se peut, de réunir à une autre heure de la journée ceux qui, par l'ancienneté ou l'atonie de leur affection, ont besoin au contraire d'une température plus élevée.

Lorsque, par idiosyncrasie particulière, un malade

ne peut supporter en boisson l'eau minérale à sa température ordinaire, nous l'administrons refroidie, et
nous constatons une action purgative bien moins
énergique ; d'où la recommandation de la faire chauffer au bain-marie quand on la boit loin de la source.

En résumé, l'action physiologique de ces eaux chlorurées sodiques est bien générale, elle se fait sentir
sur la circulation du sang, dont elle augmente la richesse en s'opposant à la destruction des globules
rouges. Sous l'influence de cette richesse acquise, et
surtout de l'excitation cutanée, la circulation devient
plus active, d'où une suractivité vitale qui se manifeste
dans les organes, et dont la conséquence est une suractivité fonctionnelle. Les glandes en général sécrètent en plus grande abondance, et c'est ainsi que s'ex-
pliquent les effets purgatifs de ces eaux, en même
temps que l'on se rend un compte exact de leur effet
résolutif. Une conséquence de cette suractivité générale, c'est que les fonctions digestives ne restent pas
étrangères à cette scène si complexe, l'appétit se relève, les fonctions assimilatrices se font plus rapides
et plus complètes ; d'où, comme conséquence ultime,
les effets toniques et reconstituants que nous voyons
survenir à la suite de l'usage de l'eau de Balaruc.

CHAPITRE V

Action thérapeutique de l'eau de Balaruc.

En présence de l'action physiologique de l'eau de Balaruc, objet du chapitre précédent, quel est le principe actif de ces eaux minérales? L'analyse peut-elle nous le faire connaître? Peut-on attribuer ses propriétés curatives à la présence des chlorures? L'action de ces eaux minérales ne résulte-t-elle pas plutôt de la combinaison harmonique de tous les éléments qui entrent dans sa composition? En comparant l'action physiologique de ces eaux avec celles du chlorure de sodium, tout ce que nous constatons trouve une explication plausible. Je ne nie pas, bien loin de là, l'utilité des autres substances minérales ou gazeuzes contenues dans cette eau thermale ; mais on peut cependant attribuer la plus grande part, dans les actions physiologique et thérapeutique des eaux de Balaruc, à leur richesse en chlorure de sodium, de magnésium, en sels de cuivre. Les autres principes minéralisateurs sont loin d'être inactifs, et quelque prépondérance que nous accordions aux chlorures, nous pensons également que l'on ne doit pas négliger les actions diverses des bromures, des sulfates, des nitrates et des acides qui entrent dans la composition de ces eaux thermales.

Sous l'influence de ces eaux minérales prises en bain, en boisson, etc., etc., nous l'avons vu, le sang devient plus riche par la conservation de ses globules rouges; la circulation devient plus rapide, les combustions interstitielles plus actives; ce qui le prouve, c'est l'aug-

mentation des forces radicales. Les fonctions digestives se font avec plus d'harmonie et d'une manière plus
complète. De toutes ces actions multiples, il résulte
que les eaux chlorurées sodiques de Balaruc sont
toniques et reconstituantes.

Par l'excitation qu'elles impriment à la circulation
générale et à celle des organes, elles suractivent les
fonctions de ceux-ci, et c'est ainsi que se manifestent
ces hypersécrétions si considérables des glandes intestinales. C'est ainsi qu'est obtenu l'effet purgatif de
ces eaux thermales. Cet effet purgatif répété devient
une cause spoliatrice du torrent circulatoire. C'est par
ces effets réunis que se manifeste l'action dépurative
et altérante de ces eaux minérales; enfin, la conséquence de toutes ces actions si complexes est la résolution des divers engorgements glandulaires, viscéraux et articulaires. C'est même cette conséquence qui
fait espérer la résolution des caillots sanguins, suite
d'apoplexie. Les eaux chlorurées sodiques de Balaruc
sont donc : 1° toniques reconstituantes ; 2° purgatives,
altérantes et dépuratives ; 3° résolutives ; 4° elles sont,
enfin, stimulantes. Nous allons donc passer en revue,
dans autant de paragraphes nécessaires, les diverses
affections morbides dans lesquelles les eaux chlorurées sodiques de Balaruc sont indiquées, et dans lesquelles l'usage de ces eaux thermales est en général
suivi d'heureux résultats.

I

DES PARALYSIES

La caractéristique des eaux de Balaruc est leur efficacité traditionnelle contre les paralysies ; c'est à ce
point que le Dr Rousset, secrétaire général de l'Acadé-

mie des Sciences de Montpellier, dans son ouvrage sur les Eaux de Balaruc, s'exprime ainsi : « Il n'est personne qui, entendant parler de paralysie, ne pense à Balaruc, comme aussi le nom de Balaruc rappelle l'idée de paralysie ; ces deux mots désormais sont inséparables. »

Ce n'est pas en vertu d'une spécialisation réelle que les eaux chlorurées sodiques s'appliquent utilement aux paralysies, c'est parce que parmi toutes les eaux minérales ce sont celles qui paraissent le mieux s'adapter aux conditions particulières dans lesquelles se présentent habituellement les malades atteints de cette infirmité. Cette observation de MM. Durand Fardel et Le Bret, quoique très juste en vérité, ne saurait diminuer en rien la réputation séculaire des eaux de Balaruc, dans les cas qui nous occupent.

Au point de vue de leurs relations pathogéniques, les paralysies se distinguent en deux grandes classes :

1° Celles qui sont liées à une altération organique des centres nerveux ; par exemple, les paralysies qui succèdent à l'apoplexie, au ramollissement de l'encéphale ou de la moelle épinière ;

2° Celles qui sont sous la dépendance d'un état diathésique, comme le rhumatisme, la syphilis, ou d'un état morbide général, tel que la chlorose, le scorbut, etc., etc.

Nous allons donc, dans deux paragraphes spéciaux, étudier l'action de l'eau de Balaruc au point de vue de ses indications ; dans le premier, considérant la paralysie comme un symptôme de lésion organique, nous passerons rapidement en revue l'étiologie et les modifications, soit de siège, soit d'intensité, qu'elle présente. Cette étude nous amènera directement à examiner quelles indications thérapeutiques en peuvent découler. Nous verrons ensuite si les eaux minérales peuvent avoir une action quelconque, soit sur ces causes, soit sur ces manifestations symptomatiques. Il nous sera ensuite facile, en nous appuyant sur l'action physiologique de l'eau de Balaruc, en étudiant les vertus curatives des principaux sels qui entrent dans sa composition, il nous sera facile, dis-je, de voir combien est actif et suivi de succès l'usage de l'eau de cette station thermale.

Après avoir étudié l'action de ces eaux sur les paralysies symptomatiques d'une lésion organique du système nerveux central, nous passerons également en revue les indications qui fournissent les paralysies qui sont sous la dépendance, soit d'une diathèse, soit d'un état morbide quelconque, et nous verrons ainsi les bons effets que l'on est en droit d'obtenir de l'emploi de l'eau de Balaruc en pareil cas.

§ 1ᵉʳ.—Paralysie symptomatique d'une lésion organique du système nerveux central.

Le traitement de la paralysie par les eaux minérales s'adresse surtout à celles qui sont la conséquence d'une hémorrhagie cérébrale. Pour nous rendre un compte exact de ce qui se passe à la suite de l'usage des eaux minérales et de celles de Balaruc, en pareil cas, examinons attentivement les causes de ces paralysies.

Sous l'influence de très nombreuses causes qu'il est inutile d'énumérer, un vaisseau vient à se rompre dans le cerveau, il se fait alors un épanchement plus ou moins considérable de sang. La paralysie, consécutive à cet épanchement, occupe habituellement le côté du corps opposé. Il y a quelques rares exceptions, surtout dans les cas où l'apoplexie se fait dans le cervelet. Une infiltration de la partie cérébrale voi-

sine est la conséquence de cet épanchement. Au bout
de quelque temps, peu long en général, la partie
fibrineuse et solide du sang extravasé se sépare de la
partie liquide. Par suite d'un travail d'absorption, qui
commence, en général, vers le troisième jour après
l'attaque et va plus ou moins en augmentant, le liquide infiltre de plus en plus la pulpe cérébrale. Il
finit enfin par disparaître, la partie solide se concrète
de plus en plus pour former une petite masse
d'abord noirâtre, puis rougeâtre, et qui finit par
devenir pâle et complétement décolorée. Après un
temps plus ou moins long et suivant la grosseur du
caillot sanguin, un travail de résorption s'opère, qui
fait disparaître ce caillot, devenu corps étranger, et la
cicatrice, si rien ne s'y oppose, vient terminer la
scène morbide. Les parties environnant le foyer hé-
morrhagique, sous l'influence de mouvements fluxionnaires ou de l'irritation produite par la présence du
caillot sanguin, deviennent de plus en plus molles, et
c'est ainsi que se forment ces ramollissements plus
ou moins étendus qui, d'effet de l'hémorrhagie cérébrale, peuvent devenir cause de nouveaux épanchements.

Quelquefois le caillot sanguin s'enkyste, le ramollissement s'empare d'abord de sa partie centrale pour
en envahir peu à peu la masse totale; la résorption se
fait ensuite lentement, et les parois du kyste se rapprochent de plus en plus pour se juxtaposer complétement par l'addition d'une quantité plus ou moins
grande de tissu cellulaire, qui constitue ainsi une cicatrice, plus ou moins épaisse, plus ou moins dure.
A la suite d'un pareil désordre dans les centres
nerveux, est-il étonnant que les nerfs qui en émergent
pour aller porter le mouvement à la périphérie, et ceux
qui s'y concentrent pour leur apporter nos diverses

sensations subissent un trouble considérable dans leurs fonctions ? La conséquence immédiate de cette lésion organique des centres nerveux, c'est la paralysie. Quand on est en présence d'un pareil symptôme, il faut ordinairement songer à une maladie du cerveau, de la moelle ou des nerfs. Quelquefois cependant, c'est une manifestation d'un trouble fonctionnel. Nous étudierons ces paralysies dans le paragraphe suivant.

La paralysie peut porter sur la motilité ou sur la sensibilité, quelquefois sur les deux en même temps; c'est le cas le plus ordinaire dans les paralysies consécutives aux lésions organiques. Lorsqu'elle occupe une moitié du corps ou les deux membres inférieurs, elle est symptomatique d'une lésion matérielle du cerveau ou de la moelle épinière et porte alors le nom de *hémiplégie* ou de *paraplégie*. Dans ces divers cas, elle est plus ou moins complète, plus ou moins subite.

Paralysie du mouvement. — La diminution ou l'abolition de la motilité, c'est-à-dire de la faculté de se mouvoir, est le caractère essentiel de la paralysie; c'est la définition qu'en a donnée Boerhaave et qui est encore admise de nos jours : *Impotentia mirabilis exercendi motum.* Malgré la volonté la plus absolue, malgré l'action des excitants quelquefois les plus énergiques, la fibre musculaire reste immobile. Le membre paralysé est atteint de mollesse, de flaccidité anormales, et cette mollesse et cette flaccidité tendent à augmenter plus la paralysie devient ancienne. Si le malade veut fléchir le bras paralysé, il s'épuise en vains efforts; le membre reste lourd et inerte, il pend le long du corps, et pour lui imprimer un mouvement quelconque, il est obligé pour cela de se servir du bras resté sain. Si l'on applique la main sur la partie

antérieure du membre pour constater les contractions du biceps, on ne sent absolument aucun mouvement fibrillaire ; le muscle, au lieu de se durcir et
de prendre plus de volume, reste flasque et aplati,
tellement qu'on ne se douterait pas de sa présence si
on n'avait pas un terme de comparaison sur le
membre opposé, et tout cela malgré les efforts les plus
violents du malade. On peut dire que, dans ce cas, le
membre n'est plus sous l'empire de la volonté. La
perte complète du mouvement se reconnaît donc à
l'immobilité et au relâchement des muscles paralysés.

La perte du mouvement peut ne pas être aussi complète, le malade peut alors faire exécuter au membre
quelques légers mouvements. Dans ce cas, si on applique la main sur le membre atteint de paralysie incomplète, on sent une légère ondulation, une légère augmentation du volume, ou un léger déplacement du
muscle, surtout s'il est superficiel.

Les mêmes phénomènes de paralysie du mouvement
peuvent se rencontrer, et se rencontrent en même
temps aux membres inférieurs. Les malades atteints
d'hémiplégie, une fois la période aiguë de la maladie
passée, lorsqu'ils veulent se tenir debout, ne le font
qu'avec la plus grande difficulté, et encore avec l'aide
d'une forte canne ou d'un solide appui; s'ils marchent,
ils traînent la jambe impotente, en lui faisant décrire
sur le sol un demi-cercle dont le rayon tend à diminuer de plus en plus en avançant dans la convalescence. Ils ne peuvent fléchir le membre, qui leur paraît alors trop long; ils ne peuvent soulever la pointe
du pied, qui n'abandonne jamais le sol, et c'est là
une cause assez fréquente de chute.

Paralysie de la sensibilité. — La sensibilité est souvent abolie dans les membres paralysés, quelquefois

elle n'est que diminuée. Dans certains cas, qui ne sont point rares, elle reste intacte, quoique la motilité soit abolie. Elle peut être générale ou partielle, complète ou incomplète. Si la paralysie est complète, la peau seule n'est point insensible, mais les parties profondes, les muscles le sont également; on peut alors impunément pincer, piquer, enfoncer même des aiguilles dans les membres, sans que le malade témoigne de la douleur par des mouvements instinctifs pour fuir l'instrument qui le blesse. Si la paralysie est incomplète, le malade a conscience, il sent la douleur occasionnée par l'enfoncement d'une aiguille à travers les tissus. Il est bien rare que la paralysie générale de la sensibilité persiste longtemps, la mort ne tarde pas à enlever les sujets. La sensibilité peut rester intacte dans un membre absolument privé du mouvement; ces cas ne sont pas rares. Elle peut n'occuper que quelques faisceaux musculaires, ou que des portions limitées de la peau, mais ce n'est pas le cas habituel dans les paralysies suites d'une lésion organique des centres nerveux.

La perte de la sensibilité accompagnant la plupart du temps l'abolition du mouvement dans les muscles de la vie de nutrition, j'ai cru devoir, pour éviter du reste des répétitions, réunir dans un même paragraphe tout ce qui concerne les paralysies des organes. Pas plus que les muscles de la vie de relation, les muscles de la vie de nutrition ne sont à l'abri des paralysies. Les organes sont atteints dans leur sensibilité et leur motilité ; les paralysies de l'œsophage, de la vessie et du rectum ne sont point chose rare, mais ce n'est que lorsqu'elles ne sont qu'incomplètes qu'elles sont passibles d'un traitement par les eaux minérales. Ne voit-on pas chez certains paralytiques les difficultés qu'ils ont pour la déglutition des liquides ? En général, les muscles de la vie de nutrition étant presque toujours disposés autour d'organes creux, on s'aperçoit facilement qu'ils sont paralysés lorsque les matières solides ou liquides qu'ils contiennent sont retenues pendant un temps insolite, ou rejetées prématurément.

Ne voit-on pas, en effet, à la suite d'une attaque de paralysie, ces constipations opiniâtres, ces rétentions d'urine que l'on est obligé de combattre par des sondages fréquents, ou bien, au contraire, ces diarrhées ou ces incontinences d'urine qui font le désespoir des malades qui en sont atteints? La langue est souvent frappée de paralysie ; sa sensibilité spéciale est souvent diminuée et même complétement abolie. Les malades ne reconnaissent aucun goût à leurs aliments, n'ont pas la sensation du chaud et du froid, et il arriverait de très graves accidents de brûlures si les personnes qui les accompagnent n'y prenaient pas garde. Elle est également gênée dans ses mouvements de déglutition et de phonation. Les malades ne peuvent articuler aucun son, ils ne peuvent quelquefois se faire comprendre, malgré tous les efforts qu'ils puissent faire. S'ils veulent sortir la langue de la bouche, ils sont obligés quelquefois de faire de violents efforts, l'organe dépasse l'arcade dentaire et les gencives, tout en tremblotant, et sa pointe est déviée à droite ou à gauche, selon le siège du foyer apoplectique. Quelquefois elle est déviée du côté paralysé. Les muscles des joues sont également atteints dans leur sensibilité et leur motilité ; les traits sont déviés ; ce symptôme est surtout apparent sur les muscles orbiculaires des lèvres ; un côté de la face n'agissant plus, les muscles similaires du côté opposé, continuant à fonctionner et ne trouvant pas de résistance, entraînent la bouche de leur côté. Que de difficultés

ne rencontre pas le paralytique dans l'action de siffler
ou de souffler une bougie, par exemple ! La surdité et
l'amaurose peuvent, enfin, être les conséquences
d'une attaque de paralysie.

De même que l'hémorrhagie cérébrale donne naissance à un appareil symptomatique si compliqué,
dont nous venons de donner les principaux caractères, de même les paralysies entraînent à leur suite des
modifications, soit dans la vitalité, soit dans la nutrition des organes qui en sont atteints.

Nous allons rapidement décrire les troubles de la
circulation et de la nutrition qui viennent compliquer
la scène morbide ; il faudra en tenir compte, en effet,
lorsque nous poserons les indications thérapeutiques
que réclament les paralysies.

Température. — Lorsque la paralysie date depuis
déjà longtemps, la température du membre malade
paraît être moins élevée que celle du membre sain ;
cette opinion n'est pas universellement admise. Depuis
déjà bien longtemps, on a étudié la marche de la
température dans les paralysies ; Boerhaave pense
qu'elle peut rester stationnaire, et semble faire de
son abaissement une complication fâcheuse. Après
lui Abercrombi, Frank, Tood et les médecins con-
temporains ont continué ces études thermométriques,
si en honneur de nos jours, et les résultats ont varié
d'après les expérimentateurs. Cependant la plupart
constatent une diminution de chaleur dans le membre impotent. On comprend aisément que cette déperdition de calorique doive être très facile dans un
membre qui ne peut se soustraire rapidement aux
causes de refroidissement. Les malades eux-mêmes
accusent la facilité avec laquelle ils se refroidissent et
toutes les difficultés qu'ils éprouvent à se réchauffer.

Troubles de la circulation et de la nutrition.— La circulation artérielle paraît languissante lorsque la paralysie n'est pas de date récente. Si on explore le pouls, on sent que les pulsations sont moins fréquentes ; l'ondée sanguine frappe moins le doigt explorateur ; le pouls est moins fréquent et moins vibrant sous la pression ; tout annonce une décroissance dans l'intensité de la circulation.

Pour que la nutrition des parties à travers lesquelles circule le sang puisse se faire d'une manière normale, l'influx nerveux est indispensable à l'extrémité capillaire des vaisseaux ; or, si par l'effet de la paralysie cet influx nerveux vient à manquer, on comprendra facilement que la nutrition doive souffrir d'un pareil état morbide. L'atrophie plus ou moins complète des muscles est un effet à peu près constant de la paralysie. Tout le monde connaît les effets de l'immobilité trop prolongée : la dégénérescence graisseuse en est la conséquence. Les muscles deviennent flasques, s'amincissent jusqu'à n'avoir que l'aspect d'une membrane ou d'un cordon fibreux ; la matière colorante se résorbe, et l'on a peine à reconnaître la structure musculaire. La graisse se sécrète en grande abondance et finit par prendre la place de la fibre musculaire, il y a alors ce que l'on est convenu d'appeler *atrophie musculaire* avec dégénérescence graisseuse.

Quelquefois, sous l'influence d'une paralysie prolongée, les membres s'œdématient et sont le siége de douleurs quelquefois très vives ; les muscles se rétractent et donnent naissance à de nouveaux symptômes, que nous allons passer rapidement en revue dans le paragraphe suivant. Lorsque la paralysie ne porte que sur la sensibilité, ces troubles de circulation, de nutrition, sont bien moins prononcés, ce qui prouve que le mouvement joue le principal rôle dans les actes de la nutrition en général.

Contractures. — Les attaques de paralysie sont très souvent accompagnées de contractures. Quelquefois ce symptôme apparaît dès le moment même de l'attaque d'apoplexie et se prolonge plus ou moins de temps ; c'est ce que les auteurs appellent *la contracture précoce ;* quelquefois, au contraire, elles apparaissent plusieurs semaines après l'accident, c'est la contracture *tardive.* Nous ne nous occuperons pas de la contracture qui précède quelquefois la flaccidité musculaire ou qui suit la résolution des muscles dans tout le côté frappé de paralysie et qui accompagne l'ictus apoplectique, cette complication apparaissant dans un moment où la médication thermale ne peut être employée.

La contracture, nous dit le Dᴿ Straus (1), est une contraction tonique, *persistante* et involontaire d'un ou plusieurs muscles. Les muscles de la vie de relation et de la vie de nutrition peuvent en être également le siège. M. le Dᴿ Bouchard (2) en a donné, dans les *Archives générales de Médecine,* un si remarquable tableau clinique, que je ne puis mieux faire que de le mettre sous les yeux du lecteur. Si l'on examine un hémiplégique, nous dit-il (quelle que soit la cause de la maladie, ramollissement ou hémorrhagie cérébrale), un ou deux mois après le début des accidents, on constate que la flaccidité complète des membres paralysés a fait place à un état nouveau, la contracture. Elle survient presque fatalement dans toute hémiplé-

(1) *Des Contractures.* — Thèse d'agrégation. Paris, 1875.
(2) *Des Dégénérations secondaires de la moelle épinière,* 1866,

gie ancienne et persistante. Elle débute habituellement par le membre le plus paralysé, le membre supérieur, et ce sont les muscles de l'avant-bras qui en
sont d'abord le siège. Les doigts se fléchissent ainsi
que le poignet, l'avant-bras se met en pronation et se
fléchit sur le bras ; en même temps l'humérus se rap-
proche du tronc, et le membre supérieur offre une
attitude comparable à celle d'un bras maintenu en
écharpe. Quelquefois, au contraire, le coude est étendu,
l'avant-bras habituellement en pronation, la main fléchie à angle droit, les doigts repliés dans la main ; le
membre supérieur en entier est placé en rotation en
dehors.

Le membre inférieur peut se prendre plus tard, et
à un degré moins prononcé. Les articulations de la
hanche et du genou sont quelquefois fléchies, mais le
plus souvent elles sont dans l'extension. Le pied est
habituellement étendu sur la jambe, presque toujours
la pointe en bas et le talon en haut ; quelquefois, mais
très-rarement, la pointe en haut et le talon en bas, et
les orteils sont fléchis sur la plante du pied. Il serait
trop long d'énumérer ici les causes de ce symptôme,
cependant on le recontre habituellement dans les cas
où la paralysie s'accompagne de phénomènes d'irritation ou d'inflammation, ou bien à la suite d'une paralysie ancienne avec atrophie musculaire.

Avant de poser les indications que réclame un con-
sensus si complexe de symptômes, étudions d'abord
les rapports qu'ils ont entre eux.

Les phénomènes symptomatiques de la paralysie
sont directement liés au siège de la lésion cérébrale.
C'est ainsi que nous voyons toutes ces variétés dans
les manifestations. Tantôt la sensibilité fait tous les
frais de la maladie, ce cas est très rare. Tantôt, c'est
le cas le plus habituel, perte absolue du mouvement

avec conservation ou simple diminution de la sensibilité. Tantôt c'est la face qui est atteinte d'un côté ;
l'œil, la langue, d'autres fois, sont les organes dont la
paralysie peut être complète. Les paralysies étant la
conséquence de la déchirure cérébrale, bien entendu
dans les cas qui nous occupent, les symptômes varient
d'après le siège de la déchirure, d'après les fonctions
de la partie cérébrale atteinte.

L'intensité et la durée des symptômes sont également sous l'influence de l'étendue de la lésion cérébrale. Plus le foyer apoplectique sera considérable,
plus il occupera les parties les plus utiles à la vie ; plus
l'intensité de l'appareil symptomatique sera complexe,
plus la paralysie sera complète. Au fur et à mesure
que le foyer apoplectique, soit spontanément, soit sous
l'influence d'un traitement bien ordonné, soit enfin
sous l'influence d'un temps plus ou moins long, vient
à diminuer, nous voyons les symptômes diminuer de
plus en plus. D'après les autopsies faites plus tard
chez les personnes autrefois paralysées et guéries des
suites de l'apoplexie, on a trouvé des cicatrices complétement formées. Il est incontestable aussi que, si
le foyer est considérable, la résorption du caillot sanguin sera beaucoup plus longue. Les phénomènes d'inflammation nécessaires à la cicatrisation, étant plus
intenses, pourront donner lieu à un ramollissement
plus ou moins étendu.

On voit donc que la paralysie n'est que la conséquence de la lésion de l'encéphale, de la déchirure
ou d'une forte hypérémie de la pulpe cérébrale. Si la
lésion primitive est de peu d'importance, si la cicatrisation se fait rapidement, la paralysie disparaît vite ;
mais, dans le cas contraire, la paralysie, d'effet de la
lésion cérébrale, devient cause de nouveaux symptômes.

Tout ce qui précède s'applique également aux paralysies suites de lésion organique de la moelle épinière;
ainsi, par exemple, aux myélites chroniques suites de
chute ou de coups violents portés sur l'épine dorsale,
aux paralysies suites d'épanchement de sérosité dans
le cerveau. — Ici, il n'y a pas de caillot sanguin, mais
un épanchement plus ou moins considérable de liquide
qui agit par compression de la pulpe cérébrale.

Indications thérapeutiques. — Les indications thérapeutiques que réclament les paralysies symptomatiques d'une lésion cérébrale se rattachent à plusieurs
chefs. Les unes sont dirigées contre le phénomène
initial, la lésion organique; les autres contre les
symptômes qui en sont les conséquences immédiates,
la paralysie; les autres, enfin, contre les symptômes
qui n'en sont que les conséquences médiates, c'est-à-
dire l'atrophie musculaire, la dégénérescence graisseuse, la contracture.

La première indication thérapeutique s'adresse à la
lésion initiale, au foyer apoplectique qui tient toute la
symptomatologie sous sa dépendance. Pour que la
cicatrisation de la déchirure cérébrale se fasse, il faut
nécessairement un certain degré d'inflammation, sans
lequel tout travail réparateur est impossible. Il faut
donc, tout en combattant le flux sanguin qui se fait
dans la partie lésée du cerveau, le modérer et le maintenir dans de justes limites. C'est ainsi que, pendant
les premiers jours qui suivent l'accident, après la
saignée préconisée par les uns, combattue par Trous-
seau comme inutile, mais heureusement pratiquée
chez certains sujets pléthoriques, on emploie les
purgatifs. Ce traitement de la première heure est
encore indiqué alors que tout annonce un commencement de réparation dans le cerveau. C'est, du reste,

celui qui est employé pendant presque tout le temps que durent les symptômes de paralysie, seulement à des degrés divers, et c'est le seul qui donne quelques succès.

En suivant cette dernière méthode, nous avons à notre disposition un médicament à double effet : 1° il agit comme dérivatif; 2° il favorise la résorption de l'épanchement cérébral, en affamant les vaisseaux par les spoliations successives qu'il fait subir à la masse du sang.

Par son action irritante sur le tube digestif, le purgatif surexcite la sécrétion des innombrables glandes de l'intestin ; pour arriver à ce résultat, il se fait un afflux sanguin très considérable dans la circulation intestinale ; les vaisseaux hémorroïdaux se congestionnent quelquefois, et c'est un cas très heureux ; cette congestion se fait au détriment des vaisseaux céphaliques, et nul doute que, si ce moyen thérapeutique est employé d'une manière méthodique, l'on n'arrive à un bon résultat. En un mot, on diminuera les chances de congestion céphalique, ou du moins on la modèrera, en laissant dans la partie lésée une circulation assez active pour terminer la cicatrisation. C'est là l'action dérivative que l'on cherche.

Mais là ne se bornent pas les bons effets du purgatif dans le cas qui nous occupe ; en suractivant les fonctions des glandes intestinales, la sérosité sécrétée sera puisée dans la masse du sang ; le liquide qui circulera dans les vaisseaux sera moins considérable, la tension intravasculaire sera diminuée ; l'on éloignera ainsi les causes d'un nouveau raptus vers le cerveau. C'est ce que j'appelle l'action spoliatrice, et qui rend de très grands services. Mais pour arriver à cette action spoliatrice, la sécrétion exagérée des glandes intestinales, en tirant du sang une grande quantité de sérosité, affamera les vaisseaux. Nous ne devons pas ignorer que dès que la masse de sang qui circule dans le système artériel vient à diminuer, cette portion est vite remplacée par les liquides de l'organisme. Une conséquence heureuse de ce fait, c'est l'accélération de la circulation interstitielle des organes ; et enfin, comme conséquence ultime, la résorption du caillot sanguin se fera d'une manière plus énergique, et la cause primordiale de la paralysie tendra de plus en plus à disparaître. On voit donc que nous avons un moyen très énergique pour combattre la lésion céphalique ; l'action des purgatifs est indéniable.

La médication purgative remplit donc la première indication thérapeutique ; elle agit directement sur la lésion de l'encéphale, mais elle n'est point exempte de dangers, il faut l'employer avec de grandes précautions, surtout dès le début. Il faut modérer son action irritante sur l'intestin, car si on l'exagérait, ne pensant qu'aux bons effets qu'on en peut obtenir, on pourrait, par action réflexe, donner naissance à un nouveau raptus sanguin vers le cerveau. Le ramollissement qui entoure la partie lésée, mais en voie de cicatrisation, le mauvais état des vaisseaux sanguins, dans certains cas, favoriseraient un nouvel épanchement de sang. Pour éviter ces rechutes, nous avons donné, dans le chapitre III, les conseils nécessaires pour faire un bon usage des eaux de Balaruc.

Deuxième indication thérapeutique. — Nous avons déjà vu que l'intensité de la paralysie était en raison directe avec l'étendue du foyer apoplectique ; or, si par la médication purgative nous diminuons l'étendue de la lésion primordiale de la paralysie, celle-ci devra suivre également une marche décroissante ; c'est ce qui arrive dans la plupart des cas. Il arrive quelquefois que, dès le début de la paralysie, les fonctions ont été si profondément troublées que malgré la cicatrisation du foyer apoplectique, elles ne se relèvent que d'une manière très-incomplète, et que l'on est obligé surtout d'agir directement sur elles pour leur rendre tout ce qu'il est possible de leur faire récupérer. C'est surtout dans ces cas que le traitement par les eaux minérales est puissant, et l'on peut croire que la somme de torpeur qu'aura laissée après elle une apoplexie, soit dans l'action cérébrale elle-même, soit dans les nerfs considérés comme agents de transmission, soit enfin dans les muscles et dans l'épanouissement du système nerveux, cèdera complétement à l'usage de ce moyen énergique.

Vouloir, pour guérir une paralysie, ne s'adresser qu'au symptôme lui-même, c'est s'exposer à de graves mécomptes, bien plus, à de très grands dangers. Que prouve, en effet, l'anesthésie et la perte de la motilité dans un membre, si ce n'est que, sous l'influence de la déchirure cérébrale, il s'est opéré une solution de continuité entre les nerfs qui vont s'épanouir dans les membres paralysés et le centre nerveux. Si la cicatrisation de cette déchirure est longue à se faire, les nerfs resteront longtemps lésés dans leurs fonctions ; ils resteront peut-être, même la cicatrice terminée, mauvais conducteurs de l'influx nerveux ; les muscles auront perdu l'habitude de se contracter, et si ces phénomènes persistent, de graves lésions de structure apparaîtront, qui rendront impossible la moindre contraction fibrillaire. Il serait donc illusoire de s'adresser à la paralysie d'une manière directe et spéciale. Il faut remonter à la cause. Non-seulement ce serait une méthode illusoire, mais même dangereuse, surtout si on l'appliquait dès les premiers jours. Quels sont les moyens les plus propres à exciter les

contractions musculaires et rendre aux membres
paralysés l'intégrité de leurs fonctions ? Ce sont des
moyens stimulants plus ou moins énergiques, tels que
la noix vomique, la strychnine, l'électricité, etc., etc.
Ces divers médicaments, par leur action directe sur
le système nerveux en général et sur l'épanouissement
des nerfs, excitent leur pouvoir moteur, les contractions musculaires en sont la conséquence. Les muscles des vaisseaux sanguins ne restent point étrangers
à cette action, et la circulation devient plus active, la
nutrition se fait dans de meilleures conditions et la
vie paraît revenir. Cette médication, qui remplit bien
la deuxième indication pour le traitement des paralysies, ne peut pas être employée seule et surtout dès
le début des accidents.

L'excitation produite à cette époque de la maladie
pourrait donner naissance à une excitation réflexe qui
pourrait amener un raptus du côté du cerveau, la
paralysie pourrait être aggravée par une seconde
hémorrhagie cérébrale, occasionnée par le traitement.
Tout le monde connaît, en effet, la mobilité des mouvements fluxionnaires et leur disposition à se porter
vers le cerveau, chez les paralytiques. Ce n'est que
lorsqu'il s'est écoulé quelque temps depuis le début
de la maladie, lorsqu'on voit que les phénomènes
paralytiques ne font point de progrès vers la guérison
en rapport avec la cicatrisation probable du foyer apoplectique, qu'il faut employer la médication stimulante, lentement, et surtout lorsqu'on a déjà fait usage
de la médication purgative et révulsive.

L'immobilité, bien plus que l'anesthésie, étant une
des principales causes de l'atrophie musculaire, de la
dégénérescence graisseuse, on comprendra que, par
la stimulation, on puisse s'opposer avec succès à l'invasion de ces lésions de texture, en activant la nutri-

tion, la vitalité et le mouvement des membres paralysés.

Les indications thérapeutiques que réclament les
paralysies peuvent être réunies sous deux chefs principaux : 1° il faut, par une médication révulsive,
modérément conduite , détourner les mouvements
fluxionnaires qui pourraient survenir vers la tête,
diminuer la tension artérielle, amener la résorption
du caillot, cause de la paralysie, en affamant les vaisseaux par des spoliations successives, opérées sur la
masse du sang.

2° Il faut, par une action légèrement stimulante,
attaquer les fonctions elles-mêmes, qui sont profondément troublées et qui ne sortent que très lentement
de la torpeur dans laquelle les a plongées la rupture
cérébrale survenue après l'hémorrhagie primitive.

Les eaux chlorurées sodiques sont les mieux indiquées dans ces cas, non point en vertu d'une spécialisation réelle, mais parce qu'elles remplissent parfaitement le but que l'on se propose d'atteindre.

Balaruc tient le premier rang dans cette classe
d'eaux minérales, et elle le doit à ses propriétés purgatives et stimulantes. Cette dernière action, tout en
s'adressant énergiquement à la périphérie, réagit très
peu sur le centre nerveux. Elle le doit aussi à ses propriétés résolutives, qui sont la conséquence de la
suractivité vitale qu'elle fait naître. C'est une source
des plus richement minéralisées; elle est fortement
salée, magnésienne et cuivreuse; il est facile de s'expliquer ses effets purgatifs. Si l'on peut, en général,
préjuger l'action thérapeutique d'une eau minérale par
la nature des principes qui entrent dans sa constitution, il s'en faut que cette notion soit suffisante pour
préciser les cas dans lesquels on doit en faire usage.
On doit se rappeler, en effet, que nos procédés d'ana-

lyse retirent les principes minéralisateurs, non à l'état
de composition, mais bien à l'état d'isolement, et que
ce n'est que par un calcul purement hypothétique que
nous sommes obligés de reconstituer les acides et les
bases, puis les combinaisons que ceux-ci sont déjà
supposés former entre eux. Nos moyens d'analyse,
quelque précis qu'ils soient, n'ont pas encore atteint
les derniers degrés de perfection, et rien ne prouve
que les progrès de la science ne nous révèleront point
un jour les causes de quelques effets thérapeutiques
non encore expliqués.

L'expérience clinique est ici d'accord avec les connaissances chimiques que nous a fournies l'analyse.
Depuis bien longtemps déjà, l'eau de Balaruc est
réputée pour ses effets purgatifs dans les maladies des
centres nerveux, et ses bons effets thérapeutiques
connus ont précédé de bien longtemps nos connaissances chimiques. Mais si l'on est d'accord sur l'efficacité de l'eau de Balaruc contre les paralysies, l'époque de la maladie pendant laquelle on doit faire usage
de cette eau a été le sujet de nombreuses controver-
ses. Cette question fut vivement discutée en 1856, au
sein de la Société d'hydrologie médicale de Paris.
Dans cette mémorable discussion, MM. Régnault,
Caillat, tous deux médecins à Bourbon-l'Archambault;
M. Le Bret, ancien inspecteur de Balaruc, sont d'avis
que la guérison est d'autant plus certaine que la médication par les eaux chlorurées sodiques est appliquée à une époque plus rapprochée de l'accident, sans
tenir compte de la constitution du sujet, de l'intensité
de la maladie, des complications qu'elle peut présenter.
L'action résolutive de l'eau minérale, disent-ils, se
montrera bien plus vite, et sera bien plus efficace sur
un caillot sanguin qui ressemble à de la gelée, que
sur un caillot organisé et enkysté. D'autres praticiens

plus prudents, et entre autres MM. les Drs Renard, alors inspecteur des eaux de Bourbonne ; Villaret, médecin attaché à l'hôpital militaire de la même station balnéaire, sont d'avis d'attendre que toute manifestation de congestion active soit passée. Il y a danger, disent-ils, dans l'emploi prématuré des eaux chlorurées sodiques.

Nous rapprochant de l'opinion de MM. Renard et Villaret, nous pensons que si le malade se rend à Balaruc dès qu'il peut entreprendre le voyage, c'est-à-dire très peu de temps après le début des accidents, nous pensons que, dans certains cas inhérents aux sujets, la stimulation pourrait être trop active, et qu'il pourrait être difficile de la modérer. Vu la mobilité des mouvements fluxionnaires et leur instabilité, nous craindrions que la susceptibilité nerveuse fût trop vivement impressionnée par le traitement, même le plus simple, et nous craindrions enfin que, par action réflexe, il se formât un nouveau raptus vers le cerveau. Nous pensons que l'on ne doit faire usage de l'eau de Balaruc que lorsque les symptômes de paralysie paraissent diminuer. Les symptômes suivent la même marche rétrograde que la lésion, si la sensibilité revient, si quelques mouvements réapparaissent dans un membre paralysé, on doit en conclure que la lésion centrale diminue d'étendue, que la cicatrisation se fait. Dans ce cas, l'usage de l'eau de Balaruc sera suivi de succès. Par ce moyen on viendra en aide au travail réparateur, s'il ne peut s'accomplir en entier par les seuls efforts de la nature. L'inflammation adhésive, indispensable au travail cicatriciel, sera maintenue dans de justes limites par l'effet dérivatif du traitement, et les mouvements fluxionnaires vers le cerveau, si fréquents alors, seront détournés. Le moment où la médication par les eaux de Balaruc sera jugée nécessaire, variera d'après les conditions spéciales au sujet et d'après l'étendue et le siège de la lésion ; mais on peut dire qu'en général le moment le plus opportun est du quatrième au sixième mois du début de l'accident, pour les affections paralytodées, du dixième ou du douzième mois pour les paralysies plus complètes.—Rien d'absolu cependant, et encore faudra-t-il dans ces cas user des plus grands ménagements, employer le traitement le plus doux, celui dont les phénomènes réactifs sont le moins à craindre.

§ II. — Paralysies symptomatiques d'une diathèse ou d'un état dyscrasique du sang.

Si la médication par les eaux de Balaruc revendique à bon droit la cure des paralysies suites d'apoplexie du cerveau ou de la moelle, il ne faut pas croire qu'elle soit inefficace contre les affections paralytiques du *système nerveux*. Ainsi les paralysies par *asthénie locale* ou générale, celles qui sont sous la dépendance d'une altération morbide de la crase du sang et dites pour cela paralysies *dyscrasiques*, celles qui sont la conséquence d'une *intoxication* saturnine, alcoolique ou autres, enfin tous les cas morbides qui ne sont pas bien déterminés et que l'on comprend sous le nom générique de *paralysie fonctionnelle*, sont traités avec succès par les eaux de Balaruc. L'action de ces eaux est ici bien moins incontestable que dans les cas de paralysies suites d'apoplexie, elle peut être partagée, suivant les individus, par des eaux minérales n'appartenant pas à la même classe.

Il est des cas où la paralysie ne peut se rattacher à aucune altération anatomique appréciable et qui contre-indiquent la prescription des eaux chlorurées actives de Balaruc. Par là nous entendons la paralysie hystérique et, d'une façon générale, toutes celles dans lesquelles l'état névropathique prédomine (1).

Les nerfs ne sont point à l'abri des atteintes de *l'affection rhumatismale*. Dans certains cas, la nature même de l'affection est manifeste par l'alternance des localisations sur le système nerveux ou sur les articulations. En général, c'est le froid qui est la cause de ces paralysies, voilà pourquoi on les appelle *a frijore;* elles ne présentent rien de spécial ni de remarquable. Elles apparaissent quelquefois dans un membre ou dans un organe à la suite de névralgies rhumatismales longtemps persistantes ; on dirait que, par la multiplicité des atteintes de cette diathèse dans la même région, le système nerveux a perdu ses propriétés motrices et qu'il est devenu mauvais conducteur de l'influx nerveux. Quelquefois, au contraire, elles apparaissent subitement sous l'influence d'un violent refroidissement. On n'est point d'accord à savoir si ces symptômes sont purement fonctionnels ou s'ils sont la conséquence d'une altération morbide. Nous ne devons point chercher ici à discuter les raisons que l'on a fait valoir en faveur de chacune de ces deux opinions; nous ne pouvons que constater que ces paralysies, de nature rhumatismale, sont plus rares qu'on ne le croit ordinairement et sont très souvent guéries par les eaux thermales.

La syphilis peut porter également son action sur les diverses parties qui composent le système nerveux, et peut produire toutes les variétés des affections nerveuses, depuis la simple névralgie jusqu'à la paralysie la plus complète de la sensibilité et de la motilité. Dans les périodes secondaire et tertiaire de la syphilis,

(1) LE BRET. — *Dictionnaire général des Eaux minérales,* p. 214.

nous trouvons des névralgies de toute espèce, des troubles de la sensibilité, des hyperesthésies, des analgésies.

Ces différents troubles sont quelquefois symptomatiques d'une compression produite par une gomme ou une exostose ; mais, dans certains cas, ces troubles de la sensibilité sont complétement dynamiques, sans altération appréciable. Lorsque, sous l'influence de la diathèse syphilitique, la sensibilité est atteinte et surtout diminuée, il est extrêmement rare qu'il n'en soit pas en même temps de même de la motilité. Quoi qu'il en soit, les paralysies syphilitiques sont fréquentes; les unes sont symptomatiques, soit d'un épanchement, soit d'un exsudat dans les centres nerveux, ce sont les plus nombreuses ; les autres sont simplement dynamiques ou sans lésion apparente. Comme pour les paralysies rhumatismales, les symptômes des paralysies syphilitiques n'ont rien de spécial, il faut, pour arriver à un diagnostic certain, se baser sur les antécédents et sur les phénomènes concomitants.

Paralysies par intoxication. — L'étude des substances toxiques nous a fait connaître la pathogénie de bien des affections attribuées autrefois à des causes que la science actuelle refuse d'admettre. Ainsi, tout le monde sait à quels accidents de coliques et de paralysies sont sujets les ouvriers qui se servent des sels de plomb ? Les peintres en bâtiments, qui respirent pendant longtemps un air surchargé de molécules de ces sels, sont atteints des mêmes affections morbides. Les sujets qui sont dans l'habitude de boire outre mesure, les ivrognes de profession sont victimes d'une intoxication par l'alcool, caractérisée dès le début par un tremblement des extrémités, auquel succède bientôt la faiblesse des membres et enfin leur paralysie.

plus ou moins complète ; les causes de ces paralysies
ont été parfaitement étudiées de nos jours, et l'accord
est à peu près complet entre les observateurs sur l'action délétère de ces poisons. M. Lancereaux a prétendu que, dans la paralysie saturnine, il y avait une
altération dans la structure des nerfs ; cette opinion
est restée isolée et n'a pas été admise ; car, lorsque la
paralysie se généralise, il faudrait aussi admettre que
la lésion de structure se généralise, ce qui est loin
d'être vrai. On préfère admettre, qu'au contact d'un
sang altéré par un poison quelconque, la substance
nerveuse a perdu la propriété de transmettre l'influx
nerveux.

Paralysies par altération morbide du sang. — Il n'est
pas de praticien qui n'ait observé des troubles du
mouvement ou de la sensibilité après de longues et
abondantes pertes de sang, provoquées par des lésions
organiques de l'utérus, par exemple, ou à la suite
d'accouchements laborieux ou de quelque autre opé-
ration chirurgicale. L'influence du sang sur le système
nerveux a de tout temps été reconnue. *Sanguis mode-
rator nervorum*, a dit le Père de la médecine, et cet
aphorisme est encore vrai de nos jours. Dans la chlorose, le sang, ne possédant plus ses qualités physiques
et chimiques normales, voit son influence diminuer,
et de là l'apparition de tous ces phénomènes nerveux,
dont le nombre n'a d'égal que leur variété et leur bi-
zarrerie. Les globules rouges diminuent de nombre,
le fer qu'ils contiennent diminue également, et l'eau
du sérum augmente en proportion. Les conséquences
de cette modification sont l'asthénie générale et certains troubles dans les synergies nerveuses. On dirait
que ce système est excité d'une manière incomplète,
ou est excité par un sang trop faible et qui n'a pas

assez d'action sur lui ; apparaît alors l'anesthésie portant sur la sensibilité (analgésie) ou bien sur la motilité, et nous trouvons alors chez les malades tous les symptômes d'un affaiblissement musculaire prononcé, des paralysies partielles ou générales.

Indications thérapeutiques. — Quelles sont les indications que réclament toutes ces espèces de paralysies dont la pathogénie est si différente? On peut dire que les unes sont spéciales à certains cas, ainsi, par exemple, aux paralysies suites de chlorose et du scorbut, et que les autres sont communes à toutes les espèces de paralysies dont nous venons d'esquisser la pathogénie. Ainsi l'on peut dire que dans toutes paralysies, qu'elles soient la conséquence d'une diathèse rhumatismale ou syphilitique, ou bien d'une intoxication par les sels de plomb ou par l'alcool, il faut : 1° épurer l'économie, 2° l'exciter pour activer l'épuration et les fonctions nerveuses. C'est donc là une indication commune à toutes ces paralysies, sauf à celles qui sont une conséquence d'un état morbide, tels que la chlorose, le scorbut. Ne voyons-nous pas, en effet, ces lésions, soit fonctionnelles, soit effet d'une altération morbide, n'être que la conséquence de l'intoxication par un virus, comme dans la syphilis, ou bien d'un poison, tel que les sels plombiques ou l'alcool absorbés en trop grande quantité ?

En même temps, il est un fait digne de remarque, c'est que ces troubles de la sensibilité et de la motilité n'apparaissent, en général, que lorsque la diathèse ou le poison morbide ou autre a pris droit de cité dans l'économie depuis déjà un certain temps. Il est bien rare que ces symptômes apparaissent comme phénomènes de début d'une affection diathésique ou d'une intoxication.

Quelle est alors la conséquence de la présence prolongée de cet ennemi, diathèse ou poison, dans l'économie? C'est l'affaiblissement en général. Cet affaiblissement est aussi augmenté par l'action dépurative de la médication. Ne faut-il pas purger plusieurs fois, pendant les traitements plus ou moins longs que l'on fait suivre aux syphilitiques et aux rhumatisants? On peut donc dire que pour les paralysies suites d'une diathèse rhumatismale, syphilitique, ou bien suites d'une intoxication par l'alcool ou les sels de plomb, il faut: 1° épurer le sang; 2° fortifier, en général, l'économie et la stimuler en même temps.

Pour les paralysies de nature chlorotique ou scorbutique, il n'y a pas d'épuration à obtenir, il faut tonifier, il faut reconstituer l'économie et rendre au sang sa richesse en globules et sa plasticité normales.

L'eau de Balaruc ne remplit-elle pas ces diverses indications par sa thermalité et sa minéralisation? Par les purgations fréquentes, et dont on pourra cependant modérer l'intensité, n'est-on pas en droit d'obtenir une épuration du sang par les spoliations successives qu'on lui fait subir? En même temps, ne pourra-t-on pas, par l'emploi méthodique de l'eau à l'extérieur, stimuler les fonctions du système nerveux un instant engourdies? Cette stimulation de locale et périphérique deviendra générale, et les fonctions reprendront leur activité primitive. Pour les paralysies suites de chlorose, pour ces troubles de la sensibilité et de la contractilité que l'on trouve dans la troisième période du scorbut (1), la principale indication est de

(1) Voir le remarquable travail de M. le D^r LE BRET : *Mémoire sur le scorbut de l'armée d'Orient, observé et traité à l'hôpital thermal de Balaruc. — Annales de la Société d'hydrologie médicale de Paris,* 1857.

tonifier l'économie. L'eau de Balaruc, à très petite
dose, remplira cette indication primordiale, et, par
sa légère stimulation locale et générale, suractivera
les fonctions assimilatrices ; le sang, en retrouvant sa
plasticité normale, calmera les troubles du système
nerveux, dont il redeviendra le modérateur, et l'équilibre, un instant rompu au détriment du système sanguin, sera rétabli. On sait que la santé parfaite coïncide avec l'équilibre parfait entre ces deux systèmes.

II

ATROPHIE MUSCULAIRE PROGRESSIVE

A la suite de l'immobilité prolongée suite de paralysie, ou bien aussi à la suite d'une fluxion rhumatismale qui s'est localisée sur un groupe musculaire, ou
sur le nerf principal d'un membre, par exemple, nous
avons vu des troubles de nutrition survenir dans le
tissu musculaire. Celui-ci, perdant les caractères qui
lui sont propres, se décolorait, diminuait de volume.
La conséquence de ce trouble dans la texture du muscle provenait d'un vice de nutrition. Les mouvements
perdaient de leur facilité, de leur régularité, et les
membres qui en étaient atteints perdaient une partie
de leur motilité. C'est ce que les auteurs appellent
l'atrophie musculaire. Ces mêmes phénomènes apparaissent non-seulement dans le tissu musculaire, mais
encore dans toutes les parties du corps soumises à un
repos plus ou moins absolu, plus ou moins prolongé.
Nous avons vu les bons effets que l'on obtient des
eaux chlorurées sodiques en général, et de celle de
Balaruc en particulier, tant à cause de son action stimulante générale que de son action tonique reconsti-

tuante, et de l'excitation locale qu'elle produit sur les parties terminales des nerfs qui viennent s'épanouir dans le tissu cutané. Par action réflexe, en même temps que par action directe sur les nerfs vaso-moteurs, la circulation superficielle devient plus active, les mouvements interstitiels plus complets, et la résultante de toutes ces actions combinées était une suractivité vitale de toute l'économie, qui était caractérisée par la réapparition *ad integrum* du système musculaire.

A côté de ces phénomènes atrophiques locaux pour ainsi dire, provenant du manque d'exercice ou d'un trouble de nutrition locale, nous trouvons une affection morbide générale, connue depuis peu de temps, dans laquelle l'usage des eaux chlorurées sodiques de Balaruc peut rendre de signalés services. Nous ne pensons pas que l'on puisse guérir cette affection, mais il est permis d'espérer d'en arrêter un instant la marche de plus en plus envahissante, et qui, livrée à elle-même, doit conduire à une issue funeste. Je veux parler de l'atrophie musculaire progressive. C'est une affection morbide générale, héréditaire ordinairement. Les sujets qui en sont atteints ont fait des excès de fatigue ; les hommes y sont plus sujets que les femmes. Tout le monde se rappelle le nom de Lecomte, chez lequel Cruveilher diagnostiqua, en 1848, le premier cas dont nous avons la relation ; il était saltimbanque. M. Jaccoud, dans ses cliniques, nous en rapporte également avec détails une très intéressante observation chez une femme qui avait la même profession. A la suite d'un violent refroidissement prolongé, en général, les premiers symptômes se manifestent ; ils débutent par des douleurs plus ou moins vives dans les régions atteintes, et l'on a remarqué que les cas qui sont accompagnés de violentes douleurs sont ceux qui marchent avec le plus de rapidité. Quoi qu'il en soit, les premiers symptômes d'atrophie se montrent dans les muscles de la main, ceux du pouce en général, plus tard les différentes régions en subissent les atteintes. Tous les muscles, soit de la vie de relation, soit de la vie de nutrition, peuvent être envahis. Le degré d'atrophie peut arriver jusqu'à la disparition presque complète du muscle et son remplacement par du tissu cellulaire. Je ne m'arrêterai pas à décrire ici les diverses lésions anatomiques et les divers degrés de transformation graisseuse que subissent les muscles atteints, qu'il me suffise de dire que le tissu musculaire ne paraît pas recevoir la quantité de matériaux nécessaire à sa nutrition, qu'il subit un travail de régression tel, qu'il peut être transformé en tissu graisseux. De là, les diverses difformités qui apparaissent dans certaines parties du corps, soit par la disparition de certains groupes musculaires, soit par l'action continue de certains autres qui ne trouvent pas d'antagonistes. Les systèmes nerveux central et périphérique subissent également des modifications de texture, qu'il serait trop long et peut être inutile de décrire dans un travail de cette nature, ils présentent des symptômes de congestion, de ramollissement et de désorganisation plus ou moins avancés. -

Quoi qu'il en soit, sous l'influence de l'hérédité, d'une fatigue excessive et de mauvaises conditions hygiéniques, comme causes prédisposantes, et sous l'influence d'un violent refroidissement prolongé qui produit un trouble profond dans toute l'économie, les fonctions trophiques du système nerveux spinal sont perverties, et cette perversion porte ses funestes effets sur les nerfs vaso-moteurs ; la circulation sanguine paraît être troublée dans son énergie, tellement que la température s'abaisse notablement dans les parties atteintes d'atrophie. L'influence du système nerveux sur la nutrition, sur les sécrétions, a été trop bien prouvée par les belles expériences de Brown-Sequard, pour qu'on puisse la mettre en doute. La conséquence de cette diminution dans l'activité de la circulation est un défaut de nutrition des muscles, et la conséquence ultime, l'atrophie du tissu musculaire.

Comme on le voit, c'est bien une affection générale qui porte son action primitivement sur le système nerveux central, nous n'avons donc pas affaire ici à une simple perversion nutritive d'un muscle isolé ou d'un groupe de muscles, survenue à la suite de leur immobilité prolongée. Cependant quelques auteurs n'ont cru voir dans la maladie qui nous occupe qu'un simple trouble de nutrition des muscles, ils ont même pensé que le point de départ de l'affection était dans cette maladie locale du tissu musculaire. Quand on réfléchit cependant aux troubles de la circulation, et lorsqu'on voit surtout l'atrophie se manifester sur tous les muscles en général, soit de la vie de nutrition, soit de la vie de relation, lorsqu'on voit sa marche progressivement envahissante, on est bien obligé de conclure que c'est bien une affection générale ayant son siége dans le système nerveux central, et, pour mieux préciser, dans le système nerveux de la vie végétative et dans la moelle épinière. Le rhumatisme, que l'on a mis au nombre des causes de l'atrophie progressive, le refroidissement violent et prolongé ne pourraient-ils pas amener un mouvement fluxionnaire énergique sur les parties centrales, et expliquer l'origine de ces lésions organiques? Pour nous, c'est bien une affection générale caractérisée par une perversion de l'action trophique du système nerveux spinal et du grand sympathique. La première conséquence, c'est l'apparition des phénomènes d'atrophie dans le système musculaire ; la seconde, ce sont les crampes et les contractions fibrillaires accompagnées de difformités plus ou moins accentuées.

L'atrophie musculaire progressive est donc un trouble de la nutrition portant sur les muscles et sur le système nerveux, dont le point de départ est dans le système du grand sympathique et les nerfs vaso-moteurs qui en dépendent, et se développant sous l'influence de causes multiples et fort obscures. En voyant certaines causes, en général insignifiantes et n'étant suivies d'aucunes conséquences fâcheuses pour la plupart des sujets, donner naissance, chez ceux qui y sont prédisposés, à une affection générale aussi grave, on serait tenté de supposer que ces malades ont surmené leur système nerveux, qu'ils ont dépensé trop vite toute leur énergie vitale. C'est donc cette diminution des fonctions trophiques du grand sympathique, c'est la perversion de la nutrition qu'il faut avoir en vue, si l'on veut prescrire un traitement rationnel.

L'atrophie musculaire progressive est une maladie très lente à évoluer, il faudra donc longtemps continuer la médication. Souvent les malades et les médecins, devant une durée si longue, sont pris de découragement, et ils abandonnent les moyens thérapeutiques dès que leur première application n'est pas immédiatement suivie d'heureux résultats. Voilà comment cette affection a été déclarée incurable. Il est des cas cependant dans la science où cette maladie est heureusement influencée par les diverses médications employées. Et d'abord, si le sujet présente des antécédents syphilitiques, il faut s'adresser à cette diathèse : le cas de Rodet, de Lyon, prouve une fois de plus la persévérance qu'il faut y apporter ; le traitement thermal vient ensuite corroborer les bons effets du traitement spécifique. Le docteur Desnos a obtenu, dit-il, des améliorations positives chez les malades atteints de cette affection, par les bains sulfureux artificiels. Weztlar a rapporté à la Société d'hydrologie de Paris plusieurs observations d'atrophie musculaire progressive, parfaitement diagnostiquée, dont la guérison complète a été obtenue, à la suite d'un traitement prolongé, par les eaux d'Aix-la-Chapelle. Dans les quatre observations détaillées de cet auteur allemand, nous voyons que la guérison est plus ou moins complète suivant le degré plus ou moins avancé de la maladie. Lorsque le début de l'affection remonte déjà à un temps très éloigné et lorsque les muscles, par cette action de longue durée, ont subi la dégénérescence graisseuse, nous voyons que l'influence du traitement est presque nulle, tandis que, lorsque l'affection ne date pas d'un temps très-long et que les désordres ne sont pas très considérables, le tissu musculaire reprend sa vitalité presque normale. Enfin, si les muscles ne sont atteints que dans leurs fonctions et non dans leur structure, lorsque le début de l'affection est assez récent, la guérison est complète. « Voilà, nous dit M. Durand-Fardel (1), dans » son rapport présenté à la Société d'hydrologie sur » le travail envoyé par le docteur Weztlar, voilà de » bons résultats thérapeutiques, très biens exposés et » d'un intérêt sérieux. Nous ne pensons pas que de » tels résultats appartiennent nécessairement à la spé- » cialité thérapeutique d'Aix-la-Chapelle. Il est à pré- » sumer d'abord que cette spécialité pourra être re- » vendiquée par une partie des eaux chlorurées sodi- » ques, *car nous ne doutons pas que ce ne soit à titre de* » *chlorurées sodiques que ces eaux n'aient agi, plutôt* » *qu'à titre de sulfureuses. Nous sommes porté à croire*

(1) *Annales de la Société médicale de Paris,* t. III, p. 141.

» *que c'est bien à cette classe d'eaux minérales qu'appar-*
» *tient un semblable traitement.* »

Ce qui nous frappe dès le début de l'affection qui
nous occupe, c'est d'abord l'amaigrissement d'une
partie du tissu musculaire avec abaissement de la
température ; en un mot, c'est le trouble de nutrition
de ce tissu, survenu à la suite d'une perversion dans
les fonctions trophiques du système nerveux. Ce trouble dans les fonctions des centres nerveux se manifeste très souvent à la suite d'une affection rhumatismale ou d'un refroidissement prolongé chez un sujet
prédisposé. L'eau thermale de Balaruc ne peut-elle
pas comme chlorurée sodique répondre aux indications thérapeutiques tirées de l'analyse clinique de
cette affection ? Elle agira d'abord comme tonique
analeptique en général ; sous son influence, l'appétit
se réveillera, les digestions se feront mieux, la circulation générale sera plus active, le sang deviendra plus
riche en globules rouges, et les mouvements de com-
positions et de décompositions insterstitielles se feront
mieux et d'une manière plus complète. A cette action
générale, déjà bienfaisante, viendra s'ajouter l'action
locale de l'eau sur les parties terminales des nerfs qui
viennent s'épanouir dans le tissu cutané, les nerfs des
vaisseaux périphériques subiront son action et la circulation superficielle sera activée ; les mêmes phénomènes thérapeutiques que nous avons vu apparaître
dans l'état général se manifesteront dans les parties
superficielles par ces deux actions combinées. En
même temps l'eau agira, pour ainsi dire, directement
sur le système musculaire et aura sur lui une action
tonique qui amènera dans son tissu une suractivité
vitale. Enfin, ne peut-on pas espérer aussi amener à la
peau le mouvement fluxionnaire qui se portait sur les
centres nerveux et dont l'action continue pouvait

amener ces désordres dans la texture de ce système ?

On le voit donc, l'eau thermale de Balaruc répond aux diverses indications fournies par l'analyse des manifestations symptomatiques de l'atrophie musculaire progressive. Son action est complexe. Elle est générale, en tonifiant l'économie ; locale et directe, en agissant sur les muscles superficiels, et indirecte, par l'action réflexe qu'elle fait naître en agissant sur les nerfs de la périphérie ; elle peut être dérivative sur le tissu cutané.

III

ATAXIE LOCOMOTRICE PROGRESSIVE

A côté des paralysies, nous trouvons au nombre des maladies qui peuvent être avantageusement soumises à l'usage de l'eau thermale de Balaruc, une affection des centres nerveux qui, au premier abord, présente des troubles d'innervation ayant quelques points de contact avec elle, mais qui, étudiée avec soin, présente des différences considérables ; je veux parler de l'ataxie locomotrice progressive. Nous verrons, en effet, plus tard, que dans cette affection, au milieu des troubles de la sensibilité et de la locomotion les plus graves et les plus variés, la paralysie du mouvement n'existe pas. Ce qui doit surtout attirer notre attention, c'est le défaut de coordination des mouvements volontaires. L'ataxie locomotrice progressive est une maladie essentiellement chronique, caractérisée spécialement par l'abolition progressive de la coordination des mouvements volontaires simulant une paralysie, qui contraste avec l'intégrité de la force musculaire. Cette définition, empruntée à Duchenne (de Boulogne), me paraît suffisante, quoique

6

incomplète, parce qu'elle fait ressortir le caractère principal de l'affection. Pour bien saisir les indications thérapeutiques qu'elle réclame, passons rapidement en revue les symptômes et les lésions anatomiques qu'elle présente ; examinons sous l'influence de quelles causes elle se manifeste. Voyons, enfin, s'il y a concordance entre les symptômes et les lésions, et de cette étude, quelque rapide qu'elle soit, nous pourrons déduire la nature de la maladie. Nous aurons donc toutes les données du problème à résoudre, à savoir quelles sont les indications à suivre pour instituer un traitement rationnel. Nous verrons donc si l'eau thermale de Balaruc répond à toutes ses indications thérapeutiques.

Mon intention n'est pas de décrire d'une manière complète toute la symptomatologie de l'affection qui nous occupe ; je dois seulement rappeler les symptômes principaux, ceux qui sont considérés comme pathognomoniques et qui, par leur réunion, doivent servir de base à un diagnostic certain. Nous pouvons les réunir sous trois chefs principaux :

1° *Symptômes crâniens.* — L'intelligence est parfaite. Les troubles portent surtout sur les organes des sens, principalement sur l'organe de la vue. On rencontre fréquemment des paralysies du nerf moteur oculaire externe et du nerf moteur oculaire commun, caractérisées par du strabisme, de la diplopie, la chute de la paupière supérieure et par la dilatation de la pupille. Quelquefois le trouble porte sur le nerf optique, et si l'on examine avec l'ophthalmoscope le fond de l'œil, on constate l'atrophie de la papille. L'amaurose peut s'en suivre. Enfin, les troubles de la paralysie peuvent se rencontrer dans l'organe de l'ouïe ; c'est alors que l'on rencontre des surdités plus ou moins complètes.

2° *Troubles de la sensibilité et de la motilité.* — L'affection débute, en général, par des douleurs d'un caractère spécial. Elles sont fulgurantes, c'est-à-dire qu'elles surviennent et qu'elles disparaissent avec la rapidité de l'éclair (*fulgur*), de l'étincelle électrique. Tantôt elles durent quelques secondes, une demi-minute; elles apparaissent tantôt plusieurs fois dans une heure; d'autrefois enfin, elles ne se font sentir que par accès répétés plusieurs fois dans le cours d'une année. Elles surviennent après une vive émotion morale, ou accompagnent les changements brusques de température. Les malades la comparent à la sensation qu'ils éprouveraient si on enfonçait un clou dans leurs tissus, elles sont dites alors *térébrantes.* Elles occupent un point très limité; les malades, quelquefois, recouvrent cette partie douloureuse avec la pulpe d'un doigt, en exerçant dessus une forte pression; ce moyen simple réussit parfois à calmer la douleur. Souvent les malades se plaignent d'une violente douleur sur un point quelconque de la colonne vertébrable; cette douleur vient, en s'irradiant, se faire sentir sur la moitié du tronc; ils la comparent à une cuirasse, à une ceinture qui étreindrait soit le thorax, soit le ventre. Au lieu des phénomènes d'hypéresthésie, nous rencontrons chez quelques malades des anesthésies plus ou moins complètes aux pieds, aux mains, ou sur le tissu cutané du tronc.

Les troubles de la sensibilité générale sont très souvent accompagnés d'une perturbation aussi prononcée dans les fonctions génitales.

La motilité fournit les symptômes principaux. Le défaut de coordination des mouvements volontaires se traduit par la difficulté qu'ont les malades à conserver leur équilibre quand ils sont debout. Leur

marche est caractéristique : ils jettent les pieds à
gauche, à droite; veulent-ils lever la jambe pour
gravir une marche d'escalier très basse, ils font le
même effort, en projetant le pied, que s'il fallait gravir
une marche très élevée; on dirait qu'il ne savent pas
proportionner l'effort au but qu'ils veulent atteindre.
Étant allongés, si l'on veut avec la main résister aux
mouvements de flexion qu'ils veulent imprimer à un
de leurs membres inférieurs, on reste convaincu que
ces malades, qui ne peuvent que difficilement rester
debout ou faire quelques pas sans s'exposer à se laisser choir, ont conservé intacte toute leur force musculaire. N'oublions pas un symptôme qui a une très
grande valeur pour le diagnostic : c'est l'obligation
où ils se trouvent de regarder constamment leurs
pieds s'ils ne veulent pas se jeter à terre. Enfin, lorsque le malade veut se lever pour marcher, ce n'est pas
sans difficulté; il est obligé de s'appuyer sur les bras
du fauteuil ou sur une forte canne pour se soulever,
encore est-il raide, et ce n'est pas sans se plaindre
d'une gêne douloureuse, ressentie dans les jarrets et
dans les lombes. De même, lorsque les troubles
ataxiques de la motilité se manifestent dans les membres supérieurs, s'ils veulent soulever un corps léger,
ils font le même effort que si ce corps est très pesant.
Veulent-ils ramasser un objet ? ils ne le peuvent
qu'avec la plus grande attention; leur main est projetée bien au-delà du point de la table où se trouve
l'objet, ce n'est jamais directement, mais après de
nombreux tâtonnements qu'ils finissent par le saisir ;
si c'est une épingle, par exemple, ils ne peuvent la
saisir qu'avec les plus grandes difficultés et jamais
sans se piquer. Enfin, ces mêmes désordres peuvent
se montrer sur les muscles de la face, sur ceux qui
servent à la phonation ou à l'articulation des mots.

Ce qu'il y a de plus remarquable, c'est que, malgré tous ces troubles de locomotion, quelque graves qu'ils soient, la force musculaire est intacte. Quelquefois cependant de véritables paralysies viennent compliquer la scène morbide, et les organes internes en subissent souvent les atteintes.

Lésions anatomiques. — De même que, dans l'atrophie musculaire progressive, les lésions musculaires concordent avec certaines lésions de la moelle épinière et du grand sympathique; de même que les groupes musculaires atteints par l'atrophie sont plus nombreux et plus ou moins éloignés les uns des autres, selon que les lésions nerveuses sont plus graves, plus nombreuses et plus ou moins espacées; de même, dans l'ataxie progressive, les symptômes d'incoordination concordent avec les lésions matérielles de la moelle épinière. Ces troubles dans la lo comotion, dans la sensibilité et la motilité, sont d'autant plus graves et plus nombreux que les lésions organiques sont plus accentuées et occupent une plus grande surface. Je ne crois pas utile de décrire toutes ces lésions, qu'il me suffise de les caractériser. On dirait qu'elles sont le produit d'une combinaison de deux éléments morbides : l'hypérémie et l'atrophie de la substance nerveuse. On dirait que cette substance nerveuse est étouffée par la prolifération du tissu conjonctif, qui tend constamment à prendre sa place. Le travail (1) morbide qui s'opère dans la texture de la substance nerveuse n'est pas franchement inflammatoire; il offre cependant quelques ressemblances avec certaines phlegmasies lentes, progressives, suivies de

(1) AXENFELD. — *Dictionnaire encyclopédique,* art. *Ataxie locomotrice progressive.*

sclérose, d'atrophie, comme la cirrhose du foie. Ces lésions organiques peuvent, dans certains cas, surtout l'atrophie, se produire à la suite d'une sorte d'épuisement. Ne voyons-nous pas cette affection morbide survenir à la suite d'excès vénériens ou de grandes fatigues ? Ces lésions organiques se rencontrent très ordinairement à la région dorso-lombaire de la moelle, surtout à sa partie inférieure, plus rarement à sa partie cervicale. Ce sont surtout les cordons postérieurs qui sont atteints ; mais il est bien rare de rencontrer les racines postérieures saines. Les parties atteintes présentent tantôt un degré de ramollissement gélatineux, tantôt une consistance plus ferme, c'est la sclérose ; mais ce qui caractérise surtout ces lésions organiques, c'est l'atrophie.

Étiologie. — Les causes de cette affection morbide sont fort obscures; on sait qu'elle est plus fréquente chez l'homme que chez la femme; qu'elle paraît être transmise par l'hérédité, et qu'elle atteint l'homme entre trente et cinquante ans. Aucun tempérament, aucune diathèse n'en préserve ni y prédispose. Cependant on a prétendu que le rhumatisme jouait un rôle important dans son étiologie. La syphilis a été mise au nombre des causes prédisposantes. On a invoqué, au nombre de ses causes, les excès vénériens, l'abus des alcooliques, l'exercice immodéré, les veilles, toute sorte de fatigue, en un mot, tout ce qui peut épuiser le système nerveux, et comme causes déterminantes, l'action prolongée d'un climat froid et humide, les chutes et les coups sur la colonne vertébrale, chez des sujets prédisposés par l'hérédité.

En faisant l'analyse des principaux symptômes qui caractérisent l'ataxie locomotrice progressive, nous voyons que cette affection morbide est caractérisée

par un vice dans l'innervation : 1° ainsi tous les
muscles qui dans un membre concourent au même
but ne reçoivent pas instantanément ensemble, ou ne
reçoivent pas chacun l'influx nécessaire pour exécuter ce mouvement; 2° ou bien lorsqu'un muscle ou un
groupe de muscles se contractent pour opérer un mouvement voulu, les muscles antagonistes n'entrent pas
aussitôt en résolution complète. Telles sont les principales causes du défaut de coordination des mouvements volontaires. Mais tous ces différents troubles
survenus dans l'innervation reconnaissent pour cause
l'altération d'une portion plus ou moins considérable
du système nerveux. Ce qui doit surtout nous frapper,
c'est l'atrophie que subissent certains départements
de la moelle épinière; c'est cette modification régres-
sive survenue dans l'axe spinal qui a fait dire à Trous-
seau que l'ataxie locomotrice progressive est une affection dans laquelle tous les efforts des médecins
doivent tendre, par-dessus tout, à soutenir les forces
de l'économie. Un fait qui prouve que l'atrophie joue
le principal rôle dans l'affection qui nous occupe, ce
sont les lésions qui apparaissent dans les articulations
et dans le système osseux, après les premières manifestations de cette maladie. Après l'apparition des
douleurs fulgurantes, au moment où les troubles de
coordination se manifestent, les malades présentent
des symptômes articulaires qui ressemblent à ceux de
l'arthrite sèche. Les surfaces osseuses paraissent
s'atrophier, les cartilages subissent un travail de régression; les os eux-mêmes deviennent plus friables,
tellement qu'ils se fracturent sous l'influence des
causes les plus légères. En même temps a lieu un
épanchement de sérosité dans les synoviales tellement
abondant, que ces articulations deviennent très volu-
mineuses, sans pour cela occasionner de la douleur.

Les arthropathies consécutives à l'ataxie locomotrice ne sont accompagnées d'aucune réaction fébrile, elles apparaissent sans cause appréciable; elles sont souvent suivies de fractures qui ne peuvent souvent s'expliquer que par la perte de la solidité du système osseux. Ces complications, connues et étudiées depuis peu de temps, jettent, à mon avis, un nouveau jour sur la nature atrophique de l'ataxie locomotrice progressive. Ces phénomènes symptomatiques sont-ils la conséquence de l'extension des lésions centrales sur des parties du système nerveux destinées à entretenir la nutrition dans les organes, ou sont-ils la conséquence directe de la maladie ? L'avenir seul nous l'apprendra; mais pour mon compte personnel, je trouve qu'elles nous dévoilent un peu la nature de l'ataxie, qui était restée fort obscure jusqu'ici.

En considérant l'ataxie locomotrice progressive comme une maladie caractérisée par un vice de nutrition survenu dans le système nerveux central, vice de nutrition portant sur une partie de l'axe spinal destinée à présider à la coordination des mouvements volontaires, nous sommes en droit de penser que les eaux thermales de Balaruc peuvent rendre de signalés services.

On a préconisé, contre cette affection, l'usage des bains sulfureux, comme modificateurs généraux. M. le Dr de Ranse a fait paraître, dans les *Annales de la Société d'hydrologie médicale de Paris*, un mémoire dans lequel il vante l'efficacité des eaux de Néris contre l'élément douleur de cette affection, contre les douleurs fulgurantes. N'oublions pas déjà que ces eaux ont une minéralisation peu caractérisée; qu'elles étaient au nombre des chlorurées, et que l'analyse de M. Lefort les a fait admettre dans la classe des bicarbonatées ; elles sont cependant faiblement chlorurées.

M. de Ranse donne cinq ou six observations dans lesquelles l'amélioration immédiate est survenue après
l'usage de ces eaux ; c'est surtout la cessation des
douleurs fulgurantes qui est mise en relief dans ce
mémoire. Nous verrons, du reste, que ces eaux peuvent trouver leur application dans certains cas.

Quelles sont les indications thérapeutiques principales que nous fournit l'étude à laquelle nous nous
sommes livré sur l'ataxie locomotrice ?

1° Combattre les causes que l'on suppose avoir eu
un rôle prépondérant dans l'étiologie de l'affection.
Si au nombre des antécédents morbides on constate
des manifestations syphilitiques ou rhumatismales, il
faut d'abord combattre par un traitement approprié
ces diverses diathèses, considérées comme causes
premières de l'affection. Le traitement par l'eau thermale de Balaruc viendra corroborer les bons effets
obtenus et diminuera l'affaiblissement général qui
aura pu être occasionné par la diathèse et par le traitement employé.

2° Il faudra révulser à la peau les mouvements
fluxionnaires qui se portent sur les centres nerveux ;
car, ne l'oublions pas, les parties centrales du système nerveux présentent des symptômes d'hypérémie,
caractérisés par la turgescence des vaisseaux sanguins
qui entourent le siège de la lésion. Cette hypérémie
lente, chronique, ne favorise-t-elle pas la prolifération
du tissu conjonctif qui vient remplacer la névroglie ?

3° Si l'affection apparaît chez un individu présentant tous les symptômes d'un tempérament lymphatique, chez lequel il n'y aucun phénomène de réaction,
ne faut-il pas employer des stimulants, pour exciter
l'innervation qui paraît endormie ? L'électricité, la
strychnine, l'ergot de seigle, employés dans ces cas,
ne le sont-ils pas dans ce but ?

4° Enfin, et c'est ici le cas où les eaux de Néris peuvent être employées, si la maladie apparaît chez un individu irritable, à tempérament nerveux, chez qui les douleurs sont très vives, il faudra être très prudent et employer l'eau de Balaruc sous la forme la plus douce, et même abaisser sa température pour la rendre moins excitante. Ce que nous avons dit, à propos de l'atrophie musculaire progressive, sur l'action de l'eau de Balaruc, me dispense de revenir sur le mode d'action de cette eau dans le cas qui nous occupe.

IV

DU RHUMATISME

Le rhumatisme est une affection morbide, héréditaire, mais qui peut être acquise. Elle peut se rencontrer chez des individus forts, pléthoriques ; mais le plus souvent, il affecte des individus à peau fine et blanche, aux muscles peu développés, qui présentent, en un mot, tous les attributs du tempérament lymphatique ou de la diathèse scrofuleuse. Nous trouvons du reste, parmi les causes du rhumatisme chronique, quelques-unes des causes de la diathèse strumeuse : ainsi, par exemple, le froid, le froid humide prolongé, l'habitation des lieux et des logements humides, bas ou mal exposés ; le refroidissement lent de la surface du corps par immobilité prolongée ; la vie sédentaire, l'absence d'exercice, toutes les professions qui obligent à travailler près de l'eau ou dans l'eau ; toutes les causes débilitantes de la misère : ce qui a fait appeler, par Landré-Beauvais, le rhumatisme chronique « la goutte de l'indigence. »

Il n'est ici question que du rhumatisme chronique, le seul qui puisse favorablement être traité par les eaux minérales.

Le rhumatisme chronique présente de non moins
grandes variétés que le rhumatisme aigu ; comme lui,
il peut porter son action sur les jointures, les muscles,
les nerfs et les viscères ; il peut être la conséquence
d'atteintes répétées de rhumatisme aigu ; il peut également envahir d'emblée une économie prédisposée.
Dans certains cas, le fait principal c'est la douleur, douleur contuse, accompagnée de raideur articulaire qui
devient plus intense sous l'influence du froid humide.

Rhumatisme articulaire chronique. — Quelquefois le
rhumatisme chronique frappe une jointure très super-
ficiellement ; il n'y a pas alors de lésion organique,
surtout si l'attaque n'est pas de longue durée et si elle
ne se répète pas fréquemment. Il n'y a pas alors impossibilité de mouvoir le membre atteint, mais le
moindre mouvement est accompagné d'une douleur
plus ou moins vive. C'est là le premier degré du rhumatisme articulaire chronique, celui qui présente le
moins de gravité. Mais si la localisation est chronique,
persistante sur un sujet disposé, nous trouvons tous
les attributs de la congestion avec hypersécrétion,
quelquefois même ceux de l'inflammation ; bien entendu que celle-ci présente tous les caractères de la
constitution du sujet qui en est porteur, ce ne seront
jamais ceux de l'inflammation franche. On trouve, en
général, tous les degrés de la congestion ayant porté
son action sur les membranes synoviales, le tissu cellulaire et les parties environnant l'articulation. Les
surfaces articulaires sont quelquefois sèches ; quelquefois, au contraire, on trouve une très grande quantité de sérosité sécrétée dans l'intérieur même de
l'article. Les cartilages subissent des modifications
dans leur texture ; ils se ramollissent, s'usent, se dé-
forment sous l'influence des atteintes fréquentes ou

prolongées du rhumatisme. Mais le plus souvent, surtout lorsqu'il envahit d'emblée l'économie, on trouve un état fongueux des articulations, des ulcérations, soit sur les membranes synoviales, soit sur les cartilages : ceux-ci, du reste, ont subi un travail de régression qui va même jusqu'à leur remplacement par du tissu cellulaire rougeâtre vasculaire et se détachant facilement des os. Les articulations sont alors déformées, gonflées ; les mouvements sont très pénibles, très douloureux, et même ils finissent par devenir impossibles ; les surfaces articulaires peuvent se souder les unes sur les autres ; les tendons et les muscles sont déjetés par la tuméfaction articulaire ; ils prennent des positions telles que, ne fonctionnant plus, ils finissent par subir les degrés plus ou moins avancés de l'atrophie ou de la dégénérescence graisseuse. Après avoir occasionné des désordres plus ou moins graves dans une articulation, le rhumatisme, se souvenant de sa nature essentiellement mobile et fluxionnaire, peut en envahir une seconde et même plusieurs autres; dans ces cas, tous ces désordres locaux, accompagnés de douleurs plus ou moins vives, ont un grand retentissement sur l'économie et peuvent entraîner la mort.

Rhumatisme chronique musculaire. — Le rhumatisme chronique, avons-nous dit, peut envahir le système musculaire, il est alors le plus souvent caractérisé par de la douleur contuse, augmentée par les mouvements même les plus légers et surtout par les températures froides et humides. Tout le monde connaît, en effet, la susceptibilité des rhumatisants, qui, par le réveil de leur douleur, peuvent prédire les changements de temps, surtout le passage du temps sec au temps humide. Il peut envahir tous les muscles, soit de nutrition, soit de la vie de relation ; il peut dans un membre n'occuper qu'un groupe musculaire, et constitue ainsi une infirmité quelquefois incurable par l'impossibilité où se trouve le malade de faire certains mouvements. La douleur est accompagnée de raideur des parties, et celle-ci est très souvent augmentée par la crainte de la réveiller en faisant le moindre effort musculaire.

C'est dans ces cas surtout qu'à la suite de l'immobilité prolongée, les muscles subissent des troubles de nutrition; ils s'atrophient, ils subissent la dégénérescence graisseuse, ils se paralysent. Ce dernier symptôme peut apparaître sans lésion atrophique des muscles, c'est que l'action rhumatismale a porté sur les parties terminales des nerfs, qui viennent s'épanouir au milieu de leurs fibres.

Rhumatisme chronique des nerfs. — Le système nerveux n'est point à l'abri de l'action du rhumatisme chronique ; il peut envahir les centres nerveux, et surtout la moelle épinière ; bon nombre de paraplégies le reconnaissent au nombre de leurs causes efficientes. L'ataxie locomotrice progressive, que nous avons déjà étudiée, est souvent la conséquence d'une localisation rhumatismale sur une portion de cet organe. Certaines névroses, certaines chorées, l'asthme reconnaissent comme une de leurs principales causes le rhumatisme chronique ; cette opinion ressort très bien des nombreux travaux modernes de MM. Sée, Roger, etc. Lorsque l'action du rhumatisme chronique se porte sur les centres nerveux, c'est surtout sur leurs enveloppes qu'elle se fait le plus souvent sentir ; mais, dans tous les cas, on rencontre souvent des suffusions séreuses plus ou moins abondantes, quelquefois des ramollissements de la substance médullaire plus ou moins avancés.

Le rhumatisme chronique ne respecte pas les viscères : le cœur, les organes de la respiration, de la
digestion ne sont point à l'abri de ses atteintes. Les
localisations rhumatismales sur les valvules du cœur
et sur les muscles de cet organe sont, pour la plupart,
au-dessus des ressources de l'art, et ne comportent
pas le traitement hydrominéral, surtout l'application
des eaux chlorurées sodiques. Nous voyons encore
chez les rhumatisants des manifestations du côté des
bronches, des poumons et du tube digestif. Ces dernières localisations peuvent trouver un soulagement
marqué par l'usage des eaux minérales, en rappelant
à la périphérie les mouvements fluxionnaires, qui se
portent habituellement vers ces organes.

En hydrologie médicale, comme dans toutes les
branches de la pathologie, il faut, si l'on veut ordonner un traitement rationnel, considérer dans le problème à résoudre deux facteurs, qui ont chacun leur
importance. Non-seulement il faut considérer sous
tous ses points de vue la maladie que l'on veut combattre, mais encore il faut examiner dans tous les sens
le terrain sur lequel elle vient faire son évolution.
Pense-t-on, par exemple, qu'une maladie quelconque
évoluera de la même manière chez tous les sujets?
Peut-on admettre que le rhumatisme présentera les
mêmes indications, demandera les mêmes moyens
thérapeutiques chez tous ceux qui en sont atteints?
Ne voit-on pas tous les jours des individus exposés
aux mêmes causes morbifiques contracter, chacun,
une affection différente, ou bien, s'ils contractent la
même affection morbide, exiger des moyens thérapeutiques différents les uns des autres? Traitera-t-on, en
un mot, le rhumatisme de la même manière chez les
sujets pléthoriques, nerveux ou lymphatiques? Peut-
on espérer trouver dans l'arsenal thérapeutique une

formule qui sera propre indistinctement à toutes les manifestations rhumatismales ? S'il en était ainsi, il faut avouer que la thérapeutique médicale serait bien simple, ce serait une science à la portée des intelligences les plus incultes : il suffirait d'avoir un catalogue portant les noms de chaque maladie, en regard desquelles se trouveraient les diverses médications appropriées ! Il est loin d'en être ainsi, car les maladies empruntent leur caractère et leur évolution à leur nature propre et aux conditions dans lesquelles elles rencontrent l'économie.

Indications générales. — Quand le rhumatisme apparait accidentellement sur un sujet d'une bonne constitution, ne présentant les attributs bien déterminés d'une diathèse quelconque, on le voit en général céder plus ou moins facilement à l'action de presque toutes les eaux minérales, pourvu que leur thermalité soit élevée et qu'elles soient administrées d'une manière convenable. Si le rhumatisme, au contraire, apparaît chez un individu mou et lymphatique, ou présentant tous les caractères plus ou moins accentués de la diathèse strumeuse, les moyens thérapeutiques à employer sont bien différents. Dans ces cas, les douleurs sont moins vives, et la fluxion rhumatismale tendra à se localiser sur une articulation qu'elle engorgera, en épaissira les tissus péri-articulaires et donnera naissance à une espèce d'inflammation chronique d'une nature spéciale. Il faudra donc ici avoir recours à des eaux spéciales, à des eaux qui auront prise sur la constitution, sur la diathèse sous la dépendance de laquelle se trouvera l'affection rhumatismale.

Indications spéciales. — Il est incontestable, nous dit M. Durand-Fardel, que la faiblesse, l'atonie disposent aux rhumatismes. Il semble que le défaut de réaction contre la cause la plus habituelle du rhumatisme, le froid humide ou quelque autre cause moins notoire, livre l'organisme à une affection, qu'il ne possède pas, pour ainsi dire, le moyen de repousser (1).

La scrofule, dit M. Charcot, est un fond sur lequel l'arthrite rhumatismale se développe fréquemment, il n'est pas rare de voir les malades atteints des diverses formes de cette affection porter au cou des cicatrices caractéristiques. D'une manière constante, soit primitivement, soit consécutivement, les sujets atteints de rhumatisme chronique présentent un haut degré d'anémie, avec tous les caractères physiques, les altérations secondaires et les phénomènes morbides propres à cette dyscrasie sanguine (2).

D'après M. Durand-Fardel, la constitution rhumatismale apparaîtrait comme un mélange des attributs de la constitution lymphatique et de la constitution névropathique, et c'est en adoptant une pareille opinion que M. Vidal, inspecteur des eaux thermales d'Aix (Savoie), nous fait le portrait suivant du sujet atteint du rhumatisme chronique.

Le rhumatisant, nous dit-il, a le teint pâle, le regard peu animé; il craint le froid, sa peau est flasque et souvent couverte d'une sueur visqueuse, froide et d'odeur fade; il est sujet à des pesanteurs de tête, des étourdissements, des vertiges, des palpitations, de l'oppression; il est peu disposé au travail, intellectuel surtout; l'auscultation fournit souvent le bruit anémique; il s'enrhume facilement; la langue est souvent

(1) DURAND-FARDEL. — *Traité thérapeutique des Eaux minérales,* p. 487.

(2) ERNEST-BESNIER. — *Dictionnaire encyclopédique.* — Article *Rhumatisme.*

saburrale ; il y a des flattuosités, de la constipation, de la lassitude le matin comme le soir ; il est habituellement altéré. Le rhumatisant, quoique faible et sans vigueur ni courage, est rarement alité, et ne se passe d'aucune des jouissances de la vie, dont il ne jouit cependant guère. S'il voit quelquefois cet état s'améliorer, c'est en général, après quelque secousse, ou morale ou physique, imprimée à l'économie..... (1).

M. Vidal insiste, à propos du traitement, sur deux traits importants de ce tableau : l'état asthénique de la peau et la chloro-anémie. De tout ce qui précède, il résulte un fait bien important à noter, c'est que le rhumatisme chronique évolue chez un individu avec d'autant plus de facilité qu'il rencontre un terrain propice ; c'est-à-dire, qu'il vient rencontrer un organisme en possession d'une diathèse, la scrofule, ou d'un état morbide, l'anémie. Il y a donc dans le traitement du rhumatisme chronique plusieurs indications à suivre : l'une qui provient de l'affection rhumatismale elle-même, affection diathésique et spécifique ; l'autre qui provient de la constitution, du tempérament du sujet. C'est dans ces cas que les eaux chlorurées sodiques sont indiquées, surtout celles dont la température est élevée. Balaruc répond à ces diverses indications par sa thermalité et par sa minéralisation. Quoique chronique, le rhumatisme présente quelquefois des paroxysmes, et c'est pendant les intervalles qui les séparent, et surtout lorsqu'ils sont complétement éteints, que l'indication apparaît d'avoir recours aux grands modificateurs généraux que peut fournir la médication

(1) VIDAL. — *Essai sur les eaux minérales d'Aix-en-Savoie, employées dans le traitement des maladies chroniques et particulièrement dans le traitement du rhumatisme chronique.* Chambéry, 1851, p. 52.

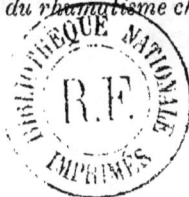

7

hydrominérale. Dans ces cas, on ne saurait trop re-
commander les plus grandes précautions, à cause de
la très-grande impressionabilité nerveuse du plus
grand nombre, à cause de l'existence possible de lésions viscérales latentes chez quelques-uns, et surtout
à cause de la mobilité excessive des mouvements
fluxionnaires dans la maladie qui nous occupe.

Les eaux chlorurées sodiques n'ont, à proprement
parler, aucune action spécifique sur le rhumatisme.
Rappelons-nous, en effet, que c'est un état morbide
diathésique dont la nature nous est inconnue. Nous
n'en connaissons bien que l'étiologie, les manifestations symptomatiques et les conditions favorables à
son évolution. C'est pour cela que les eaux chlorurées
trouvent une heureuse application dans certains cas.
Elles ont une action très-énergique sur la constitution,
sur le tempérament du sujet ; elles modifient le terrain
sur lequel vient évoluer le rhumatisme chronique. Par
leur action tonique reconstituante, elles font disparaître les conditions favorables à son développement.
Par leur action stimulante, elles donnent naissance à
des réactions générales et locales, qui peuvent s'opposer à l'épanouissement complet des diverses manifestations symptomatiques. Elles ont donc une action
tonique reconstituante sur toute l'économie; elles
combattent donc avec énergie, mais d'une manière
indirecte, l'affection morbide qui nous occupe. Sous
l'influence de ces eaux minérales, la vitalité morbide
ne tarde pas à être avantageusement modifiée, la circulation capillaire est activée, les tissus se dégorgent,
la souplesse revient dans les parties molles, et peu à
peu les parties plus profondes finissent par subir cette
heureuse influence. L'eau thermale de Balaruc agit
dans les cas de rhumatisme chronique, d'abord par sa
minéralisation, qui est, pour ainsi dire, spécifique de

la scrofule et du lymphatisme, ensuite par sa thermalité assez élevée. Les moyens employés ont aussi leur importance dans le traitement; ainsi, à Balaruc, on se trouve très-bien, dans ces cas, de l'emploi des boues minérales, suivies de douches locales et surtout générales. Sous l'influence d'un traitement rationnel, on voit le gonflement des articulations diminuer assez rapidement, les épanchements de sérosité dans les jointures disparaître avec les phénomènes d'atrophie ou de dégénérescence qui accompagnent, en général, les graves désordres suites du rhumatisme chronique persistant.

En résumé, l'eau chlorurée sodique de la source thermale de Balaruc agit sur le rhumatisme chronique d'une manière directe, par sa haute thermalité, par son action stimulante, qui fait naître des réactions générales et locales favorables au dégorgement des tissus, en même temps qu'elle dérive sur le système cutané les mouvements fluxionnaires qui se portaient sur les parties atteintes de rhumatisme.

Elles agissent, enfin, par leurs propriétés toniques et reconstituantes, en modifiant l'économie, en enlevant au rhumatisme chronique les conditions favorables à son évolution. Dans ce cas, l'action curative est indirecte.

V

DU LYMPHATISME ET DE LA SCROFULE

Indiquer où finit le lymphatisme et où commence la scrofule est chose à peu près impossible, la barrière qui les sépare étant purement conventionnelle; il est permis de dire de l'un qu'il est le premier degré

de l'autre (1). Ce n'est point un état-morbide si l'on
veut, mais c'est un état qui prédispose singulièrement
aux manifestations de la scrofule. C'est un tempérament morbide, caractérisé par la prédominance des
liquides blancs. Le sang est pauvre en globules rouges. Les réactions se font lentement, et dénotent chez
les individus qui en présentent les symptômes un certain degré d'atonie. Les tissus sont pâles et décolorés,
le teint est blanc terne, les yeux bleus et les cheveux
blonds ou châtain clair. Le lymphatisme est compati-
ble avec un état de santé relativement satisfaisant ;
mais survienne une affection morbide quelconque, il
faudra avant tout avoir recours à un traitement tonique et reconstituant, car ces maladies intercurrentes
subiront l'influence du lymphatisme, et les manifestations symptomatiques présenteront tous les caractères
de la torpeur la plus franche. Dans ces cas, l'eau thermale de Balaruc est parfaitement indiquée, et par sa
minéralisation et par sa température. Les fonctions
s'exécuteront avec plus d'énergie sous l'influence de
l'action stimulante de cette eau, l'appétit deviendra
meilleur, les digestions plus rapides, les fonctions
assimilatrices plus complètes. Le sang deviendra plus
riche en globules rouges. La constitution sera heureusement modifiée par le traitement hydrominéral. La
conséquence ultime de l'usage de ces eaux sera la restauration complète de l'organisme.

Il est bien difficile de donner une définition de la
scrofule, précisément à cause de la diversité du siège
des lésions, et surtout de la diversité des manifestations symptomatiques. On est cependant d'accord sur
un point capital, à savoir : c'est que c'est une maladie
générale, constitutionnelle, donnant lieu à des affec-

(1) LE DENTU. — *Dictionn. de médecine et de chirurgie pratique.*

tions tantôt simultanées, tantôt successives, et prenant pour siège à peu près tous les tissus de l'économie. La scrofule, d'après M. Durand-Fardel, est constituée par une anomalie d'assimilation avec tendance à la dégradation des éléments organiques, d'où les formes connues d'engorgements passifs, de suppurations froides et d'ulcérations. Ces manifestations sont essentiellement extérieures, tégumentaires, muqueuses ou sous-cutanées ; et ce n'est que dans les degrés extrêmes de la maladie que des parties plus profondes, telles que le système osseux et les viscères, en subissent les atteintes. C'est une maladie *totius substantiæ*, c'est une diathèse dont le fonds est surtout l'asthénie, l'affaiblissement, la dégradation générale. Les diverses fonctions se font d'une manière plus ou moins régulière, mais l'assimilation est très incomplète et a pour conséquence l'appauvrissement du sang, qui mène lui-même à la cachexie. C'est une maladie héréditaire, mais qui peut être engendrée par toutes les causes débilitantes, telles que nourriture insuffisante, privation d'air et de lumière, etc., etc. Cette diathèse imprime, à ceux qui en sont porteurs, un cachet qu'il est impossible de méconnaître. Les sujets atteints de cette affection ont la tête ou trop grosse ou trop petite, le front est bas, les tempes aplaties. La face est pâle ou très colorée, mais les teintes de la coloration ne sont point fondues, elles paraissent plaquées, au niveau des pommettes surtout. Les traits du visage sont gros, la lèvre supérieure est tuméfiée, comme boursouflée, et fortement relevée ; la mâchoire est large, le nez épaté, les yeux sont généralement bleus, ternes quelquefois, les sclérotiques sales, jaunâtres. Le système pileux est très peu abondant. La poitrine est en général étroite, le ventre volumineux, les chairs flasques et décolorées, les articulations vo-

lumineuses. Tout annonce, en un mot, un défaut d'harmonie entre les diverses parties du corps. Les fonctions digestives sont lentes, bizarres ; quelquefois
l'appétit est vorace, et coïncide avec une extrême mai-
greur du sujet ; le développement général du corps
est souvent lent, aussi voit-on s'établir très tardive-
ment l'âge de la puberté chez les jeunes filles ; il y a
alors tous les symptômes de la chloro-anémie, escor-
tée des innombrables vésanies qui accompagnent ordinairement cet état morbide. De tout ce qui précède,
ce qui nous frappe, c'est l'asthénie, le défaut de réaction vitale et la tendance à la dégradation des éléments
organiques. La description rapide des manifestations
symptomatiques que nous ferons bientôt, nous confirmera encore davantage dans cette opinion.

La scrofule, avons-nous dit, est une maladie *totius
substantiæ*, aussi envahit-elle tous les tissus de l'économie. Pour bien saisir les diverses indications thérapeutiques qu'elle réclame, et surtout pour bien comprendre comme il serait puéril de ne traiter que la
manifestation symptomatique, sans recourir à la cause,
il est bon de passer en revue d'une manière très rapide les diverses affections morbides, qui ne sont en
d'autres termes que des symptômes d'un état morbide
unique, de la diathèse scrofuleuse, se montrant tantôt
isolés, tantôt en même temps, quelquefois se succé-
dant les uns aux autres. La manifestation scrofuleuse
la plus commune, celle qui est la plus anciennement
connue, celle qui a fait donner le nom à la diathèse,
c'est l'engorgement des ganglions ; parmi eux, ce sont
ceux que nous trouvons autour du cou. Les ganglions
qui sont dans le creux axillaire, dans le pli de l'aine,
sont très souvent atteints ; mais ils passent très souvent inaperçus. Ces ganglions engorgés peuvent acqué-
rir un volume énorme, soit autour du cou, soit dans

l'intérieur de la poitrine ou du ventre. Dans le thorax, ils peuvent gêner la respiration par la compression qu'ils exercent sur la trachée, sur les poumons. Dans le ventre, ils peuvent causer des œdèmes très considérables par la compression qu'ils font subir aux vaisseaux des membres inférieurs. Sous l'influence d'un traitement approprié, ils peuvent diminuer de volume, revenir à leur état primitif sans suppurer ; quelquefois, au contraire, l'inflammation s'en empare, on voit alors ces ganglions se ramollir, s'ulcérer, et s'établir une lente suppuration. Au bout d'un temps très long, la réunion se fait, toujours très lentement, et la cicatrice, qui devient de plus en plus solide et épaisse, présente l'aspect gauffré, caractéristique de la scrofule. La peau est souvent le siège des localisations diathésiques ; je ne décrirai pas ici les nombreuses maladies cutanées qui sont sous la dépendance de la scrofule, mais je dirai seulement que toutes ont pour caractère commun une tendance marquée à l'ulcération, que celle-ci a une marche lente et cherche à envahir les parties profondes. Dans ces différents cas, la cicatrice est gauffrée, réticulée, même lorsqu'il n'y a pas eu d'ulcération.

Les muqueuses sont souvent atteintes par la diathèse scrofuleuse ; les ophthalmies, par exemple, sont on ne peut plus fréquentes. Combien sont nombreuses, en effet, ces conjonctivites, ces sclérotites donnant naissance à ces taies de la cornée, quelquefois si opaques, si un traitement énergique, général et local, n'est appliqué à temps. Les coryzas, les amygdalites, les otites sont très fréquents. Les muqueuses du tube digestif et de l'appareil respiratoire ne sont point à l'abri des localisations strumeuses ; les enfants ont souvent des indigestions, des coliques, des diarrhées plus ou moins rebelles. En même temps, ils ont *la poitrine grasse*, c'est-à-dire que sous l'influence de l'irritation diathésique, la muqueuse bronchique sécrète une plus grande abondance de mucosité. N'est-on pas souvent obligé chez ces enfants d'avoir recours à un vomitif, au sirop d'ipécacuanha, par exemple, pour débarrasser l'estomac des mucosités qui en remplissent la cavité ? Ces mucosités ne proviennent-elles pas souvent de ce que les enfants jeunes, ne sachant pas cracher, les avalent au fur et à mesure qu'ils les font remonter par les quintes de toux ?

Jusqu'ici nous n'avons passé en revue que les manifestations superficielles ou sous-cutanées de la scrofule, ce sont du reste les cas les plus nombreux et les moins graves ; il n'en est plus de même pour les manifestations dont il nous reste à dire quelques mots. Elles peuvent être fréquentes, mais ne se présentent pas en général d'emblée chez un malade. Soit que le traitement ait été mal appliqué, soit que la diathèse ait poussé de plus puissantes racines dans l'économie, ses manifestations deviennent plus profondes et viennent envahir le tissu osseux et les viscères. Les os peuvent être attaqués ou bien dans leur continuité, ou bien par leurs extrémités articulaires ; c'est ainsi que sous l'influence d'une cause qui passerait ordinairement inaperçue, telle qu'un choc léger sur un membre, une chute faite par un enfant scrofuleux, on voit surgir une inflammation d'une nature spéciale, qui est suivie d'une carie, d'une nécrose du tissu osseux. Quelquefois le choc ou la chute ont porté sur une articulation, et alors on voit naître ces tumeurs du genou, de la hanche (coxalgie), quelquefois si rebelles à tout traitement, toujours douloureuses, et laissant le plus souvent après elles des atrophies musculaires, des déviations des membres, etc., etc. Les parties molles péri-articulaires sont envahies par l'inflammation ; il

se forme des abcès à suppuration lente et intarissable;
des trajets fistuleux, conséquence de ces abcès, s'éta-
blissent quelquefois, qui font communiquer l'intérieur
de l'articulation avec l'air extérieur. L'on voit de suite
les terribles conséquences de cet état de chose, qui
réclame impérieusement une active intervention chirurgicale.

La scrofule peut, enfin, envahir les viscères ; l'affection présente alors une très grande gravité : c'est, en
général, la période ultime des manifestations de cette
diathèse. Dans le jeune âge, nous voyons ces malheu-
reux enfants qui, depuis leur naissance, ont eu des
engorgements ganglionnaires, des affections irritantes
du cuir chevelu, des ophthalmies, présenter un teint
blafard, accompagné d'un amaigrissement général. Le
ventre seul est proéminent, l'appétit est vorace ; les
digestions, pénibles et lentes, sont accompagnées de
diarrhée colliquative avec mouvement fébrile à exa-
cerbation le soir ; l'amaigrissement fait des progrès
continuels, et l'enfant s'éteint dans le marasme. Des
convulsions viennent, quelquefois, compliquer la
scène morbide et amènent le dénouement funeste :
c'est le carreau. Plus tard, dans l'âge adulte, la scrofule, après une évolution complète, après n'avoir res-
pecté aucun tissu, vient élire domicile sur un testicule,
y concentrer toute son action funeste, et constitue ce
que nous appelons le *testicule scrofuleux*. Quelquefois
enfin, et ces cas sont assez nombreux, la diathèse élit
domicile sur un poumon, et c'est alors que nous assis-
tons à l'évolution d'une pneumonie dite *caséeuse*, qui
se termine par la phthisie pulmonaire.

De tout ce qui précède, il est facile de conclure que
la scrofule est une maladie générale, constitutionnelle, diathésique, qui envahit tout l'organisme et
dont les manifestations, quelquefois très légères, finis-

sent, si on laisse l'affection morbide sans traitement
énergique, par pousser de plus profondes racines dans
l'économie, et devenir de plus en plus graves, en atta-
quant des parties de plus en plus profondes et en donnant naissance à des foyers de suppuration, dont
l'action la moins grave est d'affaiblir les malades.
Enfin, si on parvient à en arrêter les funestes effets,
si on parvient à tarir ces sources, quelquefois intarissables, de pus, l'affection laisse, dans certains cas,
des traces indélébiles de son passage, telles que claudi-
cation par rétraction musculaire ou par luxation des
articulations, dans la coxalgie, par exemple, ou simplement cicatrices difformes par elles-mêmes, et ame-
nant à leur suite des tiraillements et des difformités
dans les parties environnantes.

En présence d'un aussi grand nombre de manifestations symptomatiques, en présence de tant de lésions
diverses qui, dans l'évolution de la diathèse scrofuleuse, paraissent être toutes sous la dépendance de la
même cause, et qui paraissent aussi ne jamais aban-
donner le sujet qui en est porteur, on voit de suite
que toutes ont pour étiologie un vice profond de la
constitution, tellement que, survienne une maladie
quelconque, celle-ci ne présentera pas chez ce sujet
les caractères inhérents à sa nature même. Ses symptômes, sa marche, sa durée, ses complications, tout
subira les modifications que lui imprime le terrain sur
lequel elle vient évoluer. La constitution est impré-
gnée, pour ainsi dire, d'un vice profond, qui reste
quelquefois latent pendant un certain temps, très long
dans certains cas, mais qui, sous l'influence d'une
cause quelconque, se réveillera pour faire revêtir ses
caractères à la nouvelle maladie intercurrente.

Vouloir traiter séparément ces diverses manifestations, ce serait une pure illusion, et le résultat fâcheux

qui suivrait une pareille médication prouverait bien que l'on a méconnu le mal que l'on se proposait de guérir. Il faut donc agir ici non-seulement sur les diverses manifestations, mais encore et surtout sur la cause de ces divers symptômes. Il faudra donc avoir recours à un traitement général, à un traitement dont la spécificité d'action contre la scrofule soit bien connue. Est-ce à dire que l'on pourra négliger les manifestations locales? Non certes, mais on conviendra sans peine que, dans certains cas de scrofules légères, cet oubli serait de peu d'importance. Quel est le symptôme caractéristique, celui qui nous frappe le plus dans la scrofule? C'est l'asthénie. Les digestions paraissent se faire plus ou moins bien; mais ce qui se fait mal, c'est l'assimilation, d'où la tendance à la dégradation de l'organisme. La première indication sera donc de combattre ce défaut d'assimilation, cette asthénie profonde. Mais suffira-t-il d'avoir recours aux toniques analeptiques, et faudra-t-il, par exemple, traiter la scrofule comme on traite la chlorose? L'emploi de la médication tonique aura, certes, d'excellents résultats, mais l'action de ces médicaments ne se fera sentir que pendant un temps limité, et il ne serait pas étonnant qu'une fois ce traitement interrompu, le vice originel ne se manifestât de nouveau. Il faudra donc avoir recours à une médication spécifique. Dans la scrofule donc, il faut non-seulement faire usage d'un traitement général, mais encore il faut faire usage d'un traitement spécifique. La scrofule a ses exigences spéciales de traitement, tout aussi bien qu'elle a sa spécialité d'allure. En même temps, il faudra combattre par divers moyens appropriés les symptômes locaux; on devra arrêter, si c'est possible, l'évolution des diverses lésions locales, si on ne veut pas s'exposer à voir naître des désordres qui, d'effet de la maladie, peuvent devenir, à leur tour, cause d'aggravation.

Les eaux minérales sont surtout employées avec succès contre les maladies chroniques, et parmi celles-ci, c'est la scrofule qui retire de leur usage le plus de soulagement. Elle se manifeste par tant de symptômes différents, et sa nature, quoique inconnue encore, donne lieu à tant d'appréciations diverses, qu'il n'est pas étonnant qu'une foule de stations balnéaires revendiquent au nombre de leurs propriétés la cure de cet état morbide. Dans une discussion remarquable qui eut lieu au sein de la Société d'hydrologie médicale de Paris, en 1858, Patissier, s'appuyant sur les causes principales qui favorisent l'évolution de cette diathèse, prétendit qu'il y avait une foule de stations minérales dont les sources peuvent donner de très bons résultats dans le traitement de la diathèse strumeuse. « Quoique, nous dit-il, il soit assez difficile d'établir l'étiologie de la scrofule, il n'est pas douteux cependant que la viciation de l'air atmosphérique, l'habitation dans des lieux humides, étroits, contribuent à son développement; l'air confiné, non renouvelé, introduit incessamment dans les poumons, doit, à la longue, vicier le sang, qui, à chaque instant, vient s'imprégner de cet air insalubre. » D'après le même auteur, « l'alimentation agit dans le même sens avec plus de puissance encore et par deux mécanismes différents : l'aliment est de mauvaise qualité, il trouble les fonctions digestives, et il ne présente à l'absorption qu'un chyle de mauvaise nature, qui exerce une influence funeste sur l'économie tout entière; ou bien il est de bonne qualité, mais il est trop substantiel, trop animalisé pour l'âge et la constitution du sujet, il entretient dans le tube gastro-intestinal une irritation chronique, permanente, qui rend son élaboration imparfaite; de là

résulte également un chyle vicié qui altère le sang. »
La conséquence de cette viciation du sang, liquide
nourricier et qui doit servir à la réparation de tous
nos tissus, est facile à comprendre, c'est la dégradation lente, c'est la faillite de l'économie. Ne voit-on
pas ce fait se reproduire tous les jours dans l'alimentation des jeunes enfants? Dans la classe pauvre ne
voit-on pas des mères s'enorgueillir que leurs jeunes
enfants de trois ou quatre mois mangent *comme des
hommes*, et n'est-ce pas, en général, dans cette classe
que se rencontre le plus grand nombre d'enfants
atteints de manifestations strumeuses? Nous parta-
geons complétement les idées de cet éminent hydrologue sur l'étiologie de la scrofule; mais nous ne
saurions en admettre les conclusions qu'il en tire.
Portant spécialement son attention sur les troubles de
la digestion et de la circulation, il prétendit, dans cette
remarquable discussion, qu'en les traitant par des
moyens appropriés, il guérirait les manifestations
scrofuleuses, et il fit des eaux minérales alcalines,
acidules ou ferrugineuses, la base du traitement anti-
scrofuleux. Il est incontestable que ces eaux minérales peuvent rendre de très grands services contre la
scrofule; mais, comme le fait très judicieusement
remarquer M. Durand-Fardel, on ne saurait compter
sur leur efficacité pour combattre une affection sé-
rieuse de cette nature. Elles ne constituent pas une
médication anti-scrofuleuse, mais elles peuvent être
considérées comme des auxiliaires très utiles dans
certains cas.

Quant aux troubles survenus dans l'état général par
suite de la viciation de l'air atmosphérique et des mauvaises conditions d'habitation, il n'y a aucun désac-
cord à ce sujet, tous les médecins sont d'avis qu'il
faut entourer les malades scrofuleux de tous les soins

de propreté et d'aération convenables. Poursuivant
son raisonnement, Patissier a préconisé l'emploi des
eaux sulfureuses dans les cas où la scrofule est liée à
l'élément nerveux, dans les cas qu'il appelle *scrofule
subaiguë* ou *scrofule éréthique*. Cette forme de la scrofule est caractérisée, dit-il, par une assez vive excitation vasculaire ou nerveuse, qui se traduit par de la
chaleur à la peau, de la douleur dans les parties affec-
tées, des mouvements fébriles, ou par une grande
excitation physique ou morale. Mais, dans ces cas, ne
peut-on pas supposer que cette excitation nerveuse,
qui paraît être considérée comme un symptôme caractéristique d'une espèce différente de scrofule, n'est
que la conséquence de l'asthénie? Ne prouve-t-elle
pas que l'équilibre est rompu entre le système sanguin
et le système nerveux? Ne peut-on pas supposer qu'elle
domine la scène morbide, parce que, le sang étant
appauvri en globules rouges, le système nerveux a
perdu son modérateur naturel?

Dans le cas de scrofule chez un sujet à complexion
délicate, à tempérament facilement irritable, il faudra
user de beaucoup de précautions ; il faudra surveiller
le mode d'emploi des eaux, et avoir recours surtout
aux moyens les plus doux, les plus simples, à ceux
qui après eux entraînent le moins de réaction.

En ayant en vue les troubles digestifs, et les considérant comme les causes principales de toutes les manifestations symptomatiques, il a préconisé également
les eaux alcalines contre la scrofule. Cette affection
morbide étant essentiellement asthénique, et cette
asthénie frappant tous les éléments de l'organisme, les
eaux alcalines ne peuvent remplir ici l'indication principale. Ne peut-on pas craindre, en effet, qu'elles aient
une action dissolvante sur la crase du sang et n'augmentent l'asthénie, au lieu de la combattre ; et ne peut-

on pas exciter l'appétit, corriger les troubles de la digestion sans avoir recours à un mode de traitement excellent contre les dyspepsies idiopathiques ou symptomatiques d'une affection autre que la scrofule ?

En résumé, ce savant hydrologue a préconisé contre la scrofule les cinq classes d'eau minérale généralement admises, c'est-à-dire les eaux acidules, alcalines, ferrugineuses, salines et sulfureuses. Mais aussi a-t-il été obligé, pour consolider son raisonnement, de faire de la scrofule cinq espèces différentes, et de faire de chacune de ses divisions une entité morbide, suivant qu'elle s'accompagnait de troubles nerveux, d'état inflammatoire, d'anémie ou de symptômes de torpeur. Peut-on admettre toutes ces divisions ? Peut-on admettre une espèce de scrofule présentant des symptômes inflammatoires tels, qu'il soit besoin d'avoir recours à la médication alcaline ? Non, la scrofule est UNE ; tous les symptômes sont sous la dépendance d'une cause unique. Quelque nombreuses que soient les manifestations de la scrofule, quelle que soit la prédominance que paraît avoir tel symptôme sur un autre, rappelons-nous que c'est une diathèse, et que par conséquent c'est une affection morbide, constitutionnelle, par conséquent chronique, persistante, pouvant rester plus ou moins latente, dont les manifestations, portant sur la sensibilité, la motilité ou la plasticité, et se développant toutes sous l'influence d'*une même cause,* sont incapables de résoudre l'affection primitive, ni en fait, ni en tendances. La scrofule porte surtout son action sur la plasticité. Si ces diverses manifestations symptomatiques paraissent prédominer les unes sur les autres, cela tient bien certainement à l'âge de l'affection, au degré plus ou moins avancé de son évolution et au tempérament de l'individu qui en est porteur.

Le type du médicament hydro-minéral anti-scrofuleux est l'eau minérale qui contient des bromures et
du chlorure de sodium à dose thérapeutique. L'expérience clinique l'a constaté depuis déjà bien longtemps,
et l'on peut dire que, de l'avis de la plupart des médecins, les eaux chlorurées sodiques sont regardées
comme des spécifiques de la scrofule. Nous pouvons
bien, en étudiant les propriétés curatives des substances qui entrent dans leur composition, nous expliquer
certaines actions physiologiques donnant raison, jusqu'à un certain point, de l'action thérapeutique de ces
eaux minérales; mais, comme pour tout spécifique,
leur action intime nous est inconnue. Cherche-t-on
du reste à s'expliquer comment la quinine guérit les
fièvres intermittentes, comment le mercure guérit la
syphilis ? Non certes, et toutes les théories basées probablement sur des hypothèses viendraient se briser
contre des faits constatés par l'expérience. Les autres
eaux minérales peuvent être utiles dans certains cas;
les eaux acidules, gazeuses, peuvent augmenter l'appétit quelquefois émoussé dans les affections scrofuleuses, elles peuvent activer les fonctions digestives. La
durée de l'évolution de l'affection strumeuse est si
longue, que l'on trouvera bien certainement un
moment où l'on devra faire usage des eaux dites *de*
table, de même que, lorsque l'appauvrissement du
sang sera arrivé à un certain degré, sera-t-il bon de
faire usage des eaux ferrugineuses; mais, dans tous
ces cas, on n'aura traité que le symptôme. Ce sont des
palliatifs, on n'agira pas sur la cause primordiale de
ces différents troubles de la digestion et de la circulation, on n'aura pas combattu la diathèse elle-même.

Par les eaux chlorurées sodiques, au contraire, on
attaquera *le fond* même de l'affection et on traitera
avec certitude de succès les manifestations sympto-

matiques. Ces eaux minérales s'adressent à la scrofule en général, quelle que soit la prédominance d'un groupe de symptômes. Si l'on a affaire à un sujet irritable, à tempérament nerveux, il faudra avoir recours à une médication plus douce, plus simple, il faudra diminuer la durée de l'immersion ou abaisser la température de l'eau pour la rendre moins excitante. Dans la scrofule, les indications principales à remplir consistent à exciter la circulation cutanée, à favoriser la nutrition et l'assimilation, à modifier les sécrétions. Les eaux chlorurées sodiques répondent parfaitement à toutes ces indications. Le chlorure de sodium jouit de propriétés reconstituantes analeptiques incontestables, administré à dose convenable ; il est nécessaire à la formation de la plupart des humeurs ; il entre dans la composition de la généralité d'entre elles ; pris à dose thérapeutique, il augmente l'appétit et favorise la formation des globules sanguins.

Sous l'influence des eaux chlorurées sodiques, la peau se colore, cet embonpoint maladif et ce tissu cellulaire si abondant chez certains scrofuleux tend à disparaître pour faire place à du tissu musculaire. L'inappétence et les digestions lentes, pénibles, incomplètes, sont remplacées, quelquefois, par un appétit vorace que l'on est très souvent obligé de modérer, les digestions se font très rapidement et n'entraînent avec elles aucun malaise. On voit donc que, sous l'influence de ce médicament, les fonctions du tube digestif et de l'appareil circulatoire sont suractivées, les circulations interstitielles se font plus rapidement, et le sang, devenu plus riche, favorise la nutrition. Cette suractivité, apportée dans les mouvements de composition et de décomposition, explique surabondamment les heureuses modifications que doit apporter à tout l'organisme une telle médication. Les digestions se faisant plus régulières et plus complètes, le sang devenant plus riche en globules rouges, la nutrition interstitielle de tout l'organisme se fera aussi plus complète, et comme dernière conséquence, les sécrétions seront modifiées et dans la qualité et dans la quantité du produit. Si à cette action thérapeutique du chlorure de sodium on vient ajouter celle des bromures, on comprendra facilement l'action bienfaisante des eaux chlorurées sodiques dans les cas de scrofule.

Lorsque l'action excitante des eaux chlorurées sodiques de Balaruc ne paraît pas suffisante chez un sujet scrofuleux présentant l'asthénie la plus complète, lorsque les divers symptômes ne manifestent chez lui aucune réaction, lorsque le sujet sera, en un mot, d'un tempérament très fortement lymphatique, on devra, et c'est ce que je suis dans l'habitude de faire, associer l'eau mère des marais salants à l'eau thermale de Balaruc. Il est démontré que cette association accroît l'efficacité de la médication vis-à-vis des scrofules. Ces eaux contiennent, en effet, une très forte proportion de chlorure de sodium ; elles sont très fortement bromurées et iodurées, elles contiennent donc en plus grande proportion les principes minéralisateurs les plus anti-scrofuleux ; leur action directe sur le fonds même de la diathèse est bien plus énergique ; en même temps que l'excitation générale qu'elles produisent est plus grande, elles sont plus toniques, plus reconstituantes, elles ajoutent une énergie plus considérable à l'eau avec laquelle elles sont mélangées. On ne pourrait pas les appliquer seules, l'excitation cutanée serait trop vive, et la stimulation qu'elles communiqueraient aux ulcères et aux plaies, pourrait outrepasser le but que l'on chercherait à obtenir. Aussi est-on dans l'habitude de n'en ajouter que quelques litres dans un bain. C'est surtout dans les cas de tor-

peur de toutes les fonctions qu'on emploie ce médicament énergique, lorsque l'on voit que la médication
par les eaux chlorurées sodiques seules est trop lente
à produire ses effets ; elles ont du reste, avec plus d'é-
nergie seulement, les mêmes propriétés thérapeutiques que ces dernières.

Sous l'influence de l'action reconstituante de ces
eaux, de l'excitation générale produite sur l'économie
et de la stimulation cutanée, la circulation sanguine
est devenue plus active, le sang plus riche en globules rouges, les mouvements de composition et de décomposition interstitielles plus énergiques ; qu'y a-t-il
d'étonnant que les engorgements ganglionnaires béné-
ficient de cette suractivité générale? On voit, en effet,
au bout de quelques jours de traitement, des ganglions
engorgés et isolés diminuer de volume, et ceux qui
sont agglomérés par du tissu cellulaire se désagréger
par la disparition de ce dernier. Les plaies, les ulcères, qui sont la conséquence des abcès, se détergent,
leur coloration de violacée devient d'un rouge plus vif,
les bords se recollent, les bourgeons charnus apparaissent, et la cicatrisation se fait d'une manière assez
rapide. Les trajets fistuleux commencent aussi, au
bout de quelques jours, à voir diminuer l'écoulement
de pus qui se faisait par leur orifice externe avant le
traitement, l'aspect est plus satisfaisant, et la cicatrisation vient rapidement fermer ces sources intarissables de pus, surtout s'il n'y a aucune communication
avec un os carié. La carie, la nécrose elles-mêmes subissent une heureuse modification, la vitalité des
parties profondes est réveillée en même temps que les
conditions de l'état général deviennent meilleures,
l'élimination des séquestres est facilitée, et elle coïncide avec le réveil général de la constitution. Les articulations, enfin, envahies par l'affection morbide dimi-

nuent également de volume, les mouvements des membres deviennent plus faciles et moins douloureux.

En résumé, la scrofule est une maladie générale, diathésique et de nature spécifique, qui exige pour sa guérison : 1° un traitement général, qui doit s'adresser à l'atonie de toute l'économie ; 2° un traitement spécifique, qui a pour but de combattre le fonds même de l'affection ; 3° un traitement local, qui doit avoir pour but de modifier les lésions qui sont la conséquence de cette atonie spécifique. Le traitement hydro-minéral de cette affection réclame l'usage des eaux chlorurées sodiques, seules ou associées aux eaux mères. Pour nous, il n'y a qu'une seule espèce de scrofule, qui est caractérisée par l'asthénie, le défaut d'assimilation, et si dans la durée de son évolution il apparaît des phénomènes subinflammatoires ou nerveux, ces nouvelles manifestations symptomatiques sont imputables au tempérament, à la constitution du sujet qui est porteur de cette diathèse, en un mot, à la qualité du terrain sur lequel elle fait son évolution. Ces diverses manifestations ne constituent pas différentes espèces de scrofules, encore moins des entités morbides. Quels que soient les symptômes prédominants, les eaux chlorurées sodiques doivent être employées, le mode d'application seul doit changer suivant les cas. L'eau chlorurée sodique de Balaruc remplit toutes ces indications, à condition de tenir compte de l'observation précédente. Elle répond parfaitement aux indications thérapeutiques fournies par la spécificité de l'état morbide. Par son action tonique, reconstituante et excitante, elle répond aux indications thérapeutiques tirées de la nature de l'affection, c'est-à-dire d'être maladie générale. Elle répond également aux indications fournies par l'état local ; elle est, en effet, résolutive des engorgements ganglionnaires, elle tarit les sources intarissables de pus, et amène, enfin, la cicatrisation des abcès et des trajets fistuleux. Elle n'a point une action directe sur la carie et la nécrose ; mais, en tonifiant l'économie tout entière, elle favorise l'élimination des parties nécrosées, quel que soit le degré d'inflammation qui accompagne ces lésions, car il faut bien se rappeler que l'inflammation chez les scrofuleux est tout autre , et réclame un tout autre traitement que dans les conditions ordinaires.

VI

ENGORGEMENTS VISCÉRAUX ET ARTICULAIRES

Sous l'influence des phlegmasies chroniques ou de congestions répétées, l'organe qui en est le siège finit par perdre la propriété de réagir avec assez de force pour se débarrasser lui-même des altérations survenues dans sa texture, ou pour se débarrasser des liquides dont son tissu est infiltré. L'engorgement persistant, l'atonie devient de plus en plus grande. Les eaux chlorurées sodiques, appliquées d'une manière convenable, font naître dans les organes une suractivité vitale, caractérisée par une accélération marquée de la circulation ; les mouvements de composition et de décomposition sont plus énergiques, d'où la résolution des engorgements. Mais en même temps que cette résolution se fait sous l'influence directe des eaux chlorurées sodiques, l'état général prenant plus d'énergie, la circulation générale devient plus active, le sang plus riche. Les organes engorgés, subissant cette heureuse influence, reprennent, à leur tour, plus d'énergie, plus de ton. Ils deviennent non-seulement aptes à réagir contre de nouvelles causes d'engorgement, mais encore ils luttent avec succès contre les liquides qui infiltrent les tissus, pour revenir à leur volume primitif.

Engorgements viscéraux. — Les viscères, sous l'influence de certaines causes difficiles à déterminer, éprouvent quelquefois des troubles qui rendent leurs fonctions très difficiles et très incomplètes ; ainsi, par exemple, à la suite de mauvaises conditions alimentaires , nous trouvons des engorgements du foie à marche chronique, accompagnés de troubles dyspeptiques ; les digestions sont lentes, pénibles, avec sensation de pesanteur à l'épigastre, et suivies de constipation. Il est probable, nous dit M. Durand-Fardel, que ces engorgements hépatiques ne sont, pour la plupart, au moins autre chose qu'un effet des troubles subis par la circulation veineuse afférente aux fonctions digestives, et dont la veine-porte est le représentant capital. Quelquefois les engorgements du foie sont la conséquence d'une intoxication paludéenne.

Comme le foie est sous l'influence d'une alimentation de mauvaise qualité, d'une diathèse ou pendant la convalescence d'une longue maladie, les fonctions intestinales se font lentement, les mucosités sécrétées par les glandes sont très abondantes, on les dirait engorgées de liquide ; il se manifeste, dans ces cas, les mêmes symptômes que dans l'état saburral gastrique ; cet état se complique d'affaiblissement dans les mouvements péristaltiques de l'intestin. L'atonie peut devenir telle, que cet organe perd, pour ainsi dire, la faculté de se contracter, d'où la constipation opiniâtre qui en résulte. De même l'utérus présente tous les symptômes d'engorgement de l'organe, très difficile à faire disparaître à la suite d'inflammation à marche chronique.

Dans tous ces cas, l'usage de l'eau thermale de Balaruc trouve une heureuse application par son action stimulante et résolutive.

Entorse. — L'entorse légère ne présente aucune gravité en général ; quel que soit le tempérament et la constitution du sujet, la durée est seulement plus ou moins longue, et la résolution du gonflement qui l'accompagne est plus ou moins lente à se faire. Lorsque l'entorse est passée à l'état chronique, ou bien lorsque le sujet qui en est porteur est d'un tempérament lymphatique ou est en possession d'une diathèse, scrofuleuse, par exemple, l'usage alors des eaux chlorurées sodiques est très heureusement appliqué. Dans ces cas, le gonflement est douloureux, l'articulation est fortement gênée dans ses mouvements, et la moindre action est accompagnée de violentes douleurs ; il se fait des épanchements sanguins dans les tissus périarticulaires, suivis de nombreux abcès ; quelquefois les membranes synoviales sont déchirées. Ces mêmes lésions, qui ne présentent qu'une gravité relative chez un sujet exempt de vice diathésique, deviennent bien plus graves chez un scrofuleux ou chez un malade d'un tempérament lymphatique ; il n'y a alors souvent aucune réaction vitale, et la maladie peut être très longue, les suites funestes, si un traitement énergique ne vient pas, en même temps, combattre les désordres locaux et l'état général.

Contusion d'une articulation. — A la suite d'une chute ou d'un coup porté sur une articulation, on peut rencontrer les mêmes désordres que dans l'entorse ; mais il peut y avoir un épanchement plus abondant de sang, et il est assez commun de trouver dans l'intérieur de la synoviale une quantité plus ou moins grande de liquide séro-sanguinolent épanché. Les cartilages d'encroûtement peuvent être contus directement à l'endroit où ils restent découverts, lors de certains mouvements de l'articulation ; le fait est assez fréquent au genou. A la suite d'une violente contusion d'une articulation, nous pouvons avoir à traiter une hydarthrose ou une arthrite traumatique.

Hydarthrose. — Lorsque le choc n'a pas été trop violent, il se fait un simple épanchement de sérosité, quelquefois très abondant, qui gêne complétement les mouvements de l'articulation. Le liquide peut s'épancher dans toutes les parties environnantes, le jeu des tendons est quelquefois très difficile. Lorsque le liquide n'est pas très abondant, ou lorsque l'épanchement ne dure pas très longtemps, les capsules fibreuses articulaires et les ligaments un peu allongés conservent assez de ressort pour maintenir en contact les surfaces articulaires ; mais ils finissent à la longue par céder, ils deviennent trop lâches et par suite incapables d'assurer à l'articulation un degré de solidité suffisant. La marche de l'hydarthrose est en général fort lente, et lorsqu'on l'abandonne à elle-même, ou elle reste stationnaire, ou, la collection du liquide augmentant, l'articulation grossit et se déforme de plus en plus. Sa terminaison par résorption est rare pour les cas chroniques et développés lentement, elle s'observe lorsque l'épanchement est peu abondant ou lorsqu'il s'est produit très rapidement. Une terminaison assez fréquente chez les individus qui y sont prédisposés par un tempérament lymphatique ou une diathèse scrofuleuse, est l'altération fongueuse avec suppuration de l'articulation, lésion des os et des cartilages ; l'hydarthrose se trouve transformée en tumeur blanche. Après la disparition de l'épanchement, il subsiste toujours une roideur plus ou moins grande de l'articulation, et si la maladie a duré longtemps, les surfaces articulaires ne sont pas suffisamment maintenues en contact par les ligaments longtemps distendus, d'où la faiblesse de l'articulation et la fréquence d'entorses consécutives.

Arthrite traumatique. Lorsqu'elle est peu intense, lorsque les manifestations inflammatoires n'ont pas un degré d'acuïté trop fort, ou bien lorsqu'elle a été traitée très énergiquement dès le début, l'arthrite traumatique peut se guérir par résolution, quoique ce soit bien rare. Il est évident que lorsque la suppuration a envahi l'articulation, les désordres qui apparaissent sont au-dessus des ressources de l'art. L'arthrite traumatique qui peut se résoudre laisse toujours après elle de la roideur, de la gêne, une fausse ankilose, etc., etc. Ses causes sont générales et locales. Les premières sont de mauvaises conditions hygiéniques, telles que le froid humide, l'encombrement, une nourriture mauvaise ou insuffisante, un tempérament lymphatique, une constitution débilitée, délabrée, une diathèse scrofuleuse ; les secondes, un choc, une contusion, une plaie, etc., etc.

Lorsque l'arthrite devient chronique, lorsque le sujet qui en est porteur présente tous les attributs de la diathèse scrofuleuse ou simplement du tempérament lymphatique, sous l'influence de mauvaises conditions hygiéniques, on la voit se transformer en tumeur blanche. Après les détails dans lesquels nous sommes entré en parlant de l'hydarthrose et surtout de la scrofule en général, nous ne pensons pas utile de consacrer un chapitre spécial à la tumeur blanche, ce serait nous exposer à des redites inutiles.

C'est dans tous ces cas, que nous venons de passer rapidement en revue, que les eaux chlorurées sodiques sont merveilleusement appliquées. Elles agissent sur l'état général, qu'elles améliorent, qu'elles tonifient ; les grandes fonctions s'exécutent mieux ; l'assimilation est plus complète, d'où les forces générales s'accroissent. En même temps, leur action se fait sentir sur les lésions viscérales ou articulaires, et sous l'influence de leur excitation, la circulation devient plus active ; on dirait que la maladie, qui présentait l'apparence de la chronicité la plus franche, passe à un état plus aigu ; cette acuïté est le symptôme de la suractivité vitale que fait naître, dans les parties lésées, l'usage de l'eau thermale de Balaruc. Les mouvements interstitiels de composition et de décomposition se font d'une manière plus énergique, et la résolution des engorgements en est la conséquence.

VII

CACHEXIES. — ANÉMIE. — SCORBUT. — PLAIES D'ARMES A FEU

La cachexie est un état morbide variable, produit par les maladies chroniques et caractérisé par une altération profonde de la nutrition, par suite de lésions portant à la fois sur la texture des principaux organes et sur la composition du sang. La cachexie n'existe pas comme entité morbide ; il y a des cachexies, chacune fait partie intégrante d'une maladie dont elle constitue, à vrai dire, une période. Cette définition que nous empruntons à M. Maurice Raynaud, dans le *Dictionnaire de médecine et de chirurgie pratiques*, porte en elle-même les indications thérapeutiques à remplir. Comme exemples de cachexie, citons la cachexie scrofuleuse, la cachexie syphilitique, la cachexie rachitique, etc., etc.

Sous l'influence de la syphilis à lente et complète
évolution ; de là diathèse scrofuleuse qui a jeté de
profondes racines, témoin les diverses manifestations
symptomatiques qui ont porté sur le tissu cellulaire,
la peau, les ganglions, les os, les viscères ; du rachitisme, qui a également porté son action sur les os et
sur les viscères abdominaux chez un enfant, par
exemple, on dirait que l'économie tout entière a épuisé
toute son énergie pour réagir contre toutes ces atteintes. Le sang a perdu de sa plasticité normale et n'a
pu porter au système nerveux qu'une excitation insuffisante pour l'accomplissement des grandes fonctions ;
la digestion a été troublée dans ses actes physiques
et chimiques ; l'assimilation est devenue incomplète,
et les mouvements interstitiels de composition et de
décomposition ont perdu de leur énergie habituelle ;
seuls, les derniers ont profité de l'atonie générale. Les
actes de la respiration ne sont point restés étrangers
à la scène morbide, la respiration a été plus lente et
la quantité d'oxygène absorbé n'a pas été suffisante
pour revivifier le liquide sanguin d'une manière complète, à chaque inspiration. On dirait, en un mot, que
le malade s'est arrêté sur la pente qui le conduit fatalement à une issue funeste.

A la suite de pertes de sang considérables, et sous
l'influence de mauvaises conditions hygiéniques, nous
voyons se produire l'anémie et la chlorose avec tout
leur cortège de phénomènes nerveux, plus bizarres les
uns que les autres et qui se refusent à toute espèce de
description. Le système nerveux est privé de son
contre-poids, de son modérateur normal. Le résultat
de l'appauvrissement du sang en quantité et en qualité
est la faiblesse générale. Toutes les fonctions languis-
sent également, et si rien ne vient s'opposer à cet état
de choses, le malade peut tomber dans

plus complet. Quoique ces divers états morbides soient bien différents les uns des autres, il faut convenir que leurs manifestations symptomatiques se rapprochent sous quelques points de vue ; tous, en effet, présentent, comme caractères principaux : l'appauvrissement du sang en quantité et en qualité, l'altération des fonctions de nutrition et un défaut d'assimilation qui mène à la dégradation générale. Les caractères secondaires, conséquence des premiers, c'est l'apparition des phénomènes nerveux.

Dans ces différents cas que nous venons d'étudier, quelles sont les indications thérapeutiques à remplir ? Il faut, avant tout, rendre au sang sa plasticité normale, pour que l'excitation qu'il produira sur le système nerveux retrouve son énergie primitive ; les actes de la respiration reprendront leur rhythme normal. Il faudra réveiller l'appétit et les fonctions de la digestion ; l'assimilation deviendra plus complète, et les forces radicales reprendront leur énergie primitive.

Il va sans dire que ces heureux résultats ne se produiront que tout autant que la maladie cause de la cachexie ne sera pas elle-même incurable, ou que les désordres ne seront pas arrivés à la période ultime.

L'eau de Balaruc, nous l'avons déjà répété bien des fois, répond à ces indications thérapeutiques ; par son action tonique, sous son influence, l'appétit se réveillera et avec elle tous les actes de la nutrition.

En 1857, mon excellent collègue et ami, M. le Dr Le Bret (1), alors inspecteur des eaux thermales de Balaruc, a présenté à la Société d'hydrologie médicale de Paris un remarquable mémoire sur le traitement de la cachexie scorbutique par les eaux de cette station. Les résultats furent on ne peut plus satisfaisants.

(1) *Annales de la Soc. d'hydrologie médic. de Paris.* T. III, p.194.

Les eaux de Balaruc sont très heureusement employées contre les plaies d'armes à feu, lorsque, entées
sur un tempérament lymphatique, la cicatrisation se
fait longtemps attendre ; les foyers purulents, les trajets fistuleux se détergent, la suppuration diminue, la
coloration des tissus devient plus rouge et les bourgeons charnus apparaissent assez rapidement. Lorsqu'à
la suite d'une plaie compliquée de fracture par un coup
de feu, il s'est produit une cicatrice vicieuse avec
rétraction des tendons, entraînant à sa suite une diffor-
mité, on peut espérer, par l'application des boues
minérales de Balaruc, rendre plus souple le tissu
médullaire et guérir l'empâtement qui entoure la cicatrice.

Je crois inutile d'entrer dans de plus grands détails.
— L'action physiologique de ces Eaux thermales, que
nous avons étudiée si longuement déjà à propos des
diverses affections morbides que nous avons passées
en revue, nous forcerait à des redites qui n'apporte-
raient aucune vue nouvelle sur leur action thérapeutique dans les cas si divers de cachexie, d'anémie générale, et dans les suites des plaies d'armes à feu, ou
de toute autre nature à marche essentiellement chronique.

CHAPITRE VI

DES CONTRE-INDICATIONS

Si la connaissance approfondie des indications thérapeutiques est indispensable pour la bonne application
des eaux minérales, l'étude exacte des contre-indications n'est pas moins utile, surtout quand il s'agit de
faire usage d'eaux minérales aussi énergiques que
celles de Balaruc. — Combien sont nombreux, en effet,
les malades qui, sur la foi des annonces de la quatrième
page des journaux, ou sur de simples on-dit, se rendent auprès d'une station thermale, y suivent un traitement à leur guise, et qui, après une saison passée
auprès de ces eaux, trouvent une aggravation à leur
maladie, au lieu d'une guérison qu'ils espéraient !
Les eaux minérales constituent, en effet, une médication très énergique, qui, bien appliquée, peut rendre
de signalés services et qui, au contraire, peut aggraver
les maladies, leur donner une issue quelquefois funeste, quand ces eaux sont contre-indiquées.

Il est des cas où l'usage de l'eau de Balaruc est formellement contre-indiqué, c'est-à-dire qu'il peut
amener une aggravation de la maladie ; c'est ce que
j'appelle les contre-indications formelles. — Dans
d'autres cas, l'usage de cette eau ne présente pas le
même danger, mais nécessite cependant de très grandes précautions, au point de vue de la période de la
maladie, de la saison de l'année et, enfin, des moyens
balnéothérapiques à employer.

Je diviserai donc ce chapitre en deux sections : dans
la première, je traiterai des contre-indications for-

melles, et dans la deuxième, de celles que j'appellerai secondaires, mais qui, je le répète, demandent une très grande attention.

§ I. — Des contre-indications formelles

Du tempérament nerveux exagéré. — Dans le chapitre consacré à l'action physiologique de l'eau de Balaruc, nous avons vu que ces eaux avaient une action générale sur tous les tissus, sur tous les organes ; que la circulation elle-même était accélérée ; en un mot, que ces eaux avaient une action stimulante qui était d'un grand secours dans certains cas de paralysie. Ces eaux peuvent-elles convenir aux malades qui présentent tous les caractères du tempérament nerveux exagéré, connu sous le nom de tempérament névropathique ? Quels sont les caractères inhérents à cette manière d'être ? Je ne puis mieux faire que de citer le tableau que nous en fait Jaumes dans son remarquable *Traité de Pathologie générale ;* il sera facile, après la lecture de ce passage, de voir combien est contre-indiqué l'usage de l'eau thermale de Balaruc chez les malades présentant les caractères de ce tempérament.

Le mot *tempérament névropathique*, nous dit Jaumes (1), me paraît convenir à la désignation du tempérament nerveux exagéré. — Ici, la sensibilité exubérante est blessée par un stimulus d'une énergie médiocre, la faculté motrice est également prompte à entrer en action ; de là, des douleurs, des spasmes presque continuels. — La vie de ces sujets est traversée par des agitations, des indispositions sans cesse renaissantes. — Le pouls est dur et manque d'ampleur.

---

(1) Jaumes. — *Traité de Pathologie et de Thérapeutique générale,* p. 670.

— L'influence du moral sur le vital est excessive, et s'exprime par des irrégularités fonctionnelles survenant après une émotion, par des jugements plutôt fondés sur la nature des sensations mobiles du sujet que sur sa raison, ce qui amène des aberrations d'esprit, des contradictions.

N'est-on pas fondé à craindre que chez ces malades les réactions soient trop vives, et que chez un paralytique doué d'un tempérament névropathique, il ne se fasse, par action réflexe, un nouveau raptus du côté du cerveau ? — Chez un rhumatisant présentant tous les caractères de ce tempérament, ne peut-on pas craindre une surexcitation générale, qui donne naissance à un mouvement fluxionnaire, et de là à de nouvelles atteintes de rhumatisme ou de névralgies rhumatismales ? — Dans les cas qui nous occupent, ce sont des eaux calmantes, à faible minéralisation, qui peuvent convenir, ce sont celles dont l'emploi n'est suivi que d'une très faible réaction.

Les eaux thermales chlorurées sodiques fortes de Balaruc rendent de très grands services dans les cas de paralysies, c'est incontestable. — Toutefois nous dirons avec le Dʳ Le Bret (1), ancien inspecteur de cette station thermale : Il est des circonstances où la paralysie ne peut se rattacher à aucune altération anatomique appréciable et qui contre-indiquent la prescription des eaux chlorurées actives de Balaruc. — Par là, nous entendons la paralysie hystérique et, d'une façon générale, toutes celles dans lesquelles l'état névropathique prédomine. — La paraplégie dite essentielle de l'enfance seule se distingue dans ce cadre nosologique.

(1) LE BRET et DURAND-FARDEL. — *Dictionnaire général des Eaux Minérales.* — Tom. I, p. 214.

Tout ce qui vient d'être dit ne doit se rapporter
qu'aux malades présentant les symptômes du tempérament nerveux exagéré, et non à ces malades névro-
pathiques anémiques et dont l'état morbide n'est que
la conséquence de l'anémie produite par une longue
maladie ou une forte hémorrhagie. — Dans ces derniers cas, au contraire, l'eau thermale de Balaruc est
parfaitement indiquée ; seulement il faudra l'ordonner
à très petite dose, en se rappelant l'action tonique de
cette eau ainsi administrée et en se rappelant surtout
que cet état névropathique n'est que la conséquence
de la rupture de l'équilibre entre le système sanguin
et le système nerveux.

Maladies du cœur. — C'est plutôt par la connaissance
approfondie de l'action physiologique de l'eau de
Balaruc, et surtout, pour être complet, par l'expérience faite sur de nombreux malades atteints d'affection cardiaque, que l'on peut poser les indications et
les contre-indications de ces eaux thermales dans les
cas de maladie de l'organe central de la circulation.
— En général, les malades atteints d'affections du
cœur ne cherchent pas la guérison de leurs maux par
l'usage des eaux minérales ; cependant ces maladies
peuvent accompagner ou être la conséquence d'états
morbides qui réclament leur usage. — Je n'ai eu l'occasion que de traiter deux ou trois cas seulement, et,
sur ce nombre, deux malades suivaient un traitement
hydro-minéral un peu malgré moi. — Je fus alors
obligé de m'entourer de toutes les précautions possi-
bles, et je dois dire cependant que je constatai chez
ces deux malades une certaine amélioration dans
l'état général. — Il s'agissait d'une lésion du cœur à
son début et de nature rhumatismale. — Devant les
craintes que j'exprimais et les grandes précautions

que je prenais, ces malades furent sans doute effrayés :
ils ne revinrent plus à Balaruc, et je n'ai plus eu de
leurs nouvelles.

Par maladie du cœur, il faut entendre, comme c'est
l'usage en pathologie médicale, une maladie organique, une lésion de texture ou de volume de l'organe
et non pas seulement un trouble fonctionnel du cœur.
— Cette distinction est très importante dans le sujet
qui nous occupe, et nons verrons que les indications
et les contre-idications sont bien différentes dans chacun des cas.

Lorsque, à la suite d'une maladie grave ou de longue
durée, ou après une très forte hémorrhagie, le sang
s'est appauvri, le nombre des globules rouges considérablement diminué, les fonctions cardiaques se res-
sentent de cet état morbide, et ce trouble survenu
dans la quantité ou la qualité du sang se manifeste par
un bruit de souffle dit anémique qui s'entend jusque
dans les vaisseaux du cou. — Le malade se plaint
d'essoufflement, de palpitation, et après un examen
peu approfondi présente certains symptômes de maladie du cœur. — Dans ces cas cependant, nous n'avons
qu'à traiter un trouble fonctionnel, conséquence de
l'appauvrissement du sang ; l'organe est indemne de
toute maladie, et quoiqu'il y ait un bruit de souffle, le
volume et la texture du cœur sont à l'état normal. —
Que l'état morbide persiste, et ce trouble fonctionnel
pourra, à la longue, amener une maladie vraie du
cœur. — Dans ce cas, l'usage de l'eau de Balaruc n'est
pas non-seulement contre-indiqué, mais on trouvera
au contraire un très grand bénéfice de son usage mé-
thodiquement ordonné. — Comme nous l'avons déjà
vu, sous son influence, le sang s'enrichit, non pas par
le même mécanisme que si le malade était soumis à
un traitement ferrugineux, mais la déperdition des

globules rouges s'arrêtera ; les fonctions digestives
étant plus actives, plus complètes, le sang retrouvera
sa plasticité primitive, les battements du cœur ne seront plus tumultueux, le bruit de souffle disparaîtra,
et l'équilibre entre le système nerveux et le système
sanguin étant rétabli, tout rentrera dans l'ordre.

A la suite d'une maladie diathésique, du rhumatisme
par exemple, le mouvement fluxionnaire se porte fréquemment sur les enveloppes du cœur, et le nombre
des endocardites rhumatismales est très considérable
— ces manifestations se montrent surtout sur les
enveloppes valvulaires ; de là des épaississements de
la séreuse qui viennent occasionner un trouble quelquefois très considérable dans le jeu des valvules. —
Le sang glisse difficilement sur ces membranes épais-
sies et rugueuses, en donnant naissance à un bruit de
souffle quelquefois très intense. — Lorsque la manifestation rhumatismale est réduite à ces proportions,
lorsque ces lésions n'ont point apporté un trouble
fonctionnel à l'organe, assez considérable pour produire l'hypertrophie compensatrice ; en un mot,
lorsqu'il n'y a pas lésion de texture ou de volume de
l'organe, et que la lésion valvulaire est récente, on
peut obtenir la résolution de cet épaississement valvulaire par l'usage de l'eau de Balaruc. — Cette eau,
par son action révulsive sur le tissu cutané, peut amener le déplacement du mouvement fluxionnaire rhu-
matismal vers une autre partie du corps; on peut
espérer obtenir un travail de bascule qui peut favoriser
la résolution de ce léger engorgement de la membrane
interne. — C'est à deux cas de cette nature que j'ai eu
affaire et auxquels je fais allusion au début de cet
article.

Si la maladie du cœur est plus grave, s'il y a lésion
de texture ou de volume de l'organe par suite d'endo-

cardite, et si l'hypertrophie consécutive a considérablement aminci les parois du cœur en augmentant
considérablement son volume; ou bien si, à la suite
d'alcoolisme chronique, il y a un commencement de
dégénérescence graisseuse; ou bien, enfin, s'il y a,
par l'effet des progrès de l'âge ou par une disposition
native, un commencement d'ossification des vaisseaux
ou des parois cardiaques, nul doute que les eaux de
Balaruc sont contre-indiquées d'une manière absolue.

Dans ces divers cas, on ne peut espérer obtenir la
résolution, la maladie est trop avancée et les désordres trop considérables. — Sous l'influence de l'eau
thermale de Balaruc, le sang, avons-nous dit, s'enrichit, il devient plus plastique, et cette augmentation
de richesse coïncide avec une diminution de l'énergie
cardiaque.

En même temps que le sang s'enrichit, la circulation générale devient plus active, mais d'un autre
côté, sous l'influence de l'état pathologique, le cœur
ne peut que très difficilement présider aux fonctions
circulatoires ; donc, l'usage de l'eau thermale de Balaruc est préjudiciable, puisqu'elle augmente le nombre des battements, au moment même où les forces
radicales de l'organe diminuent ; l'oppression, la suf-
focation peuvent être, dans ce cas, la conséquence de
l'accroissement de la fonction.

Mais si, d'un côté, nous avons un sang plus riche,
une circulation plus active, et que, de l'autre, nous
ayons un organe dont le jeu est de plus en plus difficile à cause de la lésion de texture, ne peut-on pas
craindre, en dernière analyse, une rupture de l'organe,
si les parois de celui-ci se sont amincies outre mesure
pour constituer l'hypertrophie compensatrice, ou si
elles ont subi un commencement de dégénérescence
graisseuse ou d'ossification ?

On le voit donc, dans les cas de maladies du cœur, l'usage de l'eau de Balaruc ne peut rendre quelques services que lorsque les manifestations morbides n'ont porté qu'une action presque éphémère sur la texture de l'organe. — Ce n'est que dans les cas où le rhumatisme ne s'est manifesté que par un léger épaississement de la séreuse valvulaire, avant que l'organe, lésé dans sa texture, n'ait été obligé de se dilater pour contrebalancer la difficulté qu'il éprouvait à recevoir ou à projeter le sang dans l'arbre circulatoire. — Dans ce dernier cas, et surtout lorsque la texture de l'organe a subi des modifications pathologiques plus avancées, l'eau de Balaruc est formellement contre-indiquée.

Cette eau minérale peut néanmoins être employée avec quelques chances de succès, en boisson seulement, à dose purgative, de temps en temps, comme les autres purgatifs salins. — Par son action purgative et diurétique, on peut espérer résoudre les œdèmes et l'anasarque lui-même qui se rencontrent dans la période ultime des affections cardiaques. — En provoquant ces hypersécrétions considérables des glandes intestinales, ne peut-on pas espérer obtenir une diminution considérable dans la tension artérielle et décharger autant l'organe central de la circulation? Dans ces cas, l'usage de l'eau de Balaruc peut être fait à domicile, et pas n'est besoin de se rendre auprès de ces thermes pour subir un traitement externe qui est formellement contre-indiqué, comme je l'ai dit plus haut.

Phthisie pulmonaire. — Le chlorure de sodium a été préconisé contre la phthisie pulmonaire. MM. Amédée Latour et Thelénius, se basant sur les bons résultats obtenus dans leur pratique, ont alors préconisé l'usage des eaux chlorurées sodiques fortes contre cette affection qui fait le désespoir des médecins. — Ils se sont basés, pour en conseiller l'usage, sur ce qui se passe dans les ganglions ou les organes engorgés à la suite d'un traitement par les eaux minérales. — Mais peut-on considérer ces deux faits comme identiques? Comment s'opère la diminution du volume d'un ganglion ou d'un organe engorgé par l'usage des eaux, chlorurées sodiques? — Sous l'influence de ces eaux il se manifeste dans l'organe engorgé une suractivité vitale qui se traduit elle-même par une suractivité fonctionnelle, et la conséquence de ce surcroît de vie et de fonction, c'est le dégorgement de l'organe. — Peut-on espérer obtenir les mêmes heureux effets dans les deux cas? Je ne le pense pas. — N'oublions pas, en effet, que le tubercule est un corps étranger, inorganique, dont aucune médication connue jusqu'à ce jour ne peut opérer la résolution.

En supposant un instant que l'eau de Balaruc ait la même action sur le tubercule que sur les ganglions engorgés, est-ce à dire que l'on doive, pour obtenir la guérison du tubercule pulmonaire, provoquer son ramollissement? Pour obtenir la résolution d'une glande engorgée, nous faisons naître à son intérieur un certain degré d'inflammation. — Pense-t-on qu'il ne serait pas téméraire d'agir ainsi avec un organe tel que le poumon? Peut-on régler la marche de cette inflammation à son gré, et savons-nous à quel degré elle s'arrêtera? Je crois, au contraire, que la suractivité de la circulation de tout l'appareil pulmonaire entraînerait après elle une nouvelle éclosion de tubercules, en même temps que l'évolution de ceux qui existaient déjà serait plus rapide. — Cette excitation de la circulation, en général, ne peut-elle pas amener, elle aussi, une congestion des vaisseaux pulmonaires, et par suite des crachements de sang? Ce même phénomène se produit du reste dans les vaisseaux hémorrhoïdaux, circonstance favorable au soulagement des paralysies suites de congestions ou d'hémorrhagies cérébrales.

Ainsi donc, dans le cas d'imminence de phthisie pulmonaire, les eaux chlorurées sodiques fortes de Balaruc sont contre indiquées, comme pouvant donner lieu à une poussée tuberculeuse, et dans le cas de phthisie confirmée, elles ne sont pas moins contre-indiquées, comme favorisant la rapidité de l'évolution de ce produit hétérogène.

De tout ce qui précède, il résulte pour moi qu'il peut y avoir des eaux minérales pouvant rendre de très grands services dans le cas de phthisie tuberculeuse du poumon, mais ce ne sont pas les eaux chlorurées sodiques fortes de Balaruc qui doivent être indiquées. — Il faut chercher ces eaux dans la classe des eaux hyposthénisantes, c'est-à-dire celles qui sont douces, faibles et peu excitantes.

Peut-être la respiration de l'air humide et salé de la région pourrait convenir dans certains cas. — La phthisie pulmonaire étant surtout une maladie des pays froids et humides, les malades atteints de cette affection morbide feraient bien de vivre pendant quelque temps dans les pays chauds du Midi, et peut-être trouveraient-ils un certain bénéfice à vivre sur les bords de la mer, surtout ceux qui présentent tous les caractères du tempérament lymphatique et scrofuleux. — A Nauheim (Hesse), à Kreusnach (Prusse Rhénane), les médecins de ces stations ne conseillent-ils pas aux malades de promener le long des bâtiments de graduation des salines, afin de respirer l'air chargé de molécules de sel entraînées par le vent? Cette médication toutefois ne doit pas être généralisée, elle ne convient, je le répète, qu'aux individus lymphatiques et scrofu-

leux, qu'à ceux chez qui les réactions sont peu énergiques, qu'à ceux, en un mot, chez qui la phthisie est
torpide, à marche lente. — Tout le monde sait que
Laënnec, l'illustre inventeur de l'auscultation, avait
une grande confiance dans ce moyen thérapeutique,
et qu'étant atteint lui-même de phthisie pulmonaire,
il se fit transporter sur les bords de l'Océan pour respirer l'air imprégné de sel marin et des senteurs mari-
nes des algues et des varechs.

§ II. — Contre-indications secondaires.

Ici, l'eau de Balaruc n'est point contre-indiquée ;
son usage, au contraire, peut rendre de très grands
services ; mais il demande de grandes précautions,
sinon on s'expose quelquefois à de très graves dangers. — Nous allons passer en revue : 1° le tempérament sanguin qui, sans contredit, présente de nombreuses indications à l'usage de ces eaux purgatives,
mais à la condition d'en user avec ménagement. —
2° Nous essayerons de fixer à quelle période de la maladie, le paralytique en général doit faire usage de
cette eau ; 3° le moment de l'année où il doit se rendre
à Balaruc ; 4° les moyens balnéothérapiques les plus
appropriés.

Comme on le voit, ce qui va suivre peut être considéré plutôt comme des préceptes dictés par l'expérience clinique que comme contre-indication à proprement parler.

Du tempérament sanguin. — L'eau thermale de Balaruc a une efficacité traditionnelle, avons-nous dit,
contre les paralysies et les rhumatismes, non pas en
vertu d'une spécialisation vraie, mais bien par son
action purgative, révulsive sur le tube digestif, et par

sa haute thermalité. — A côté de cette action purgative, il faut bien reconnaître une action stimulante,
légèrement excitante, qui, si elle n'est pas modérée,
peut amener de très-graves conséquences chez les
sujets présentant les caractères du tempérament fortement sanguin. — Chez ces malades, il faut porter
une grande attention aux moyens balnéothérapiques
employés et une non moins grande à la température
de l'eau.

Quels sont en effet les symptômes du tempérament
sanguin et quelles sont les prédispositions qui se rencontrent chez ces malades ? Je transcris ici le tableau
que nous en fait Jaumes, dans son *Traité de Pathologie
générale* (1) : rougeur et sorte de turgescence de la
face, pouls habituel fort et résistant; bouffées de chaleur vers la tête après une excitation même légère ;
grand développement de l'appareil artériel et énergie
de son action; plasticité remarquable du sang. — Les
indispositions provenant de ce genre de tempérament
sont caractérisées par un état d'organisme vasculaire, avec vertige, céphalalgie-gravative, tintement
d'oreille, sommeil lourd, entrecoupé de rêves fatigants. — Ce tempérament, toujours d'après le même
auteur, mène aux fluxions sanguines, à l'hypertrophie
du cœur gauche, à la fièvre inflammatoire, aux phlegmasies franches.

Devant un pareil tableau, la médication excitante
n'est-elle pas contre-indiquée ? Ce n'est, en effet, que
par des déplétions sanguines répétées et par la médication contro-stimulante que l'on peut combattre
de pareils symptômes. — La méthode révulsive peut
rendre cependant de très grands services dans ce
cas, en détournant vers certaines régions les mouve-

(1) *Loc. cit.*

ments fluxionnaires, si faciles à se former ou qui menacent des organes très importants.

L'eau de Balaruc n'est pas absolument contre-indiquée dans ce cas, mais son usage doit être très sagement ordonné. — On peut espérer, et le fait se réalise bien souvent, obtenir la révulsion sur l'intestin du mouvement fluxionnaire, qui a de la tendance à se diriger vers la tête. — Sous l'influence de l'eau prise en boisson, les orgaees abdominaux et les innombrables glandes de l'intestin sont le théâtre d'une réaction vitale qui se traduit par une suractivité fonctionnelle, c'est-à-dire par une hypersécrétion considérable. — Une masse énorme de liquide est puisée dans le torrent circulatoire, d'où la diminution de tension en même temps que cette suractivité fonctionnelle de tous ces organes amène un afflux considérable de sang dans toutes ces parties. — Ne sont-ce pas là les indications formelles tirées du tableau symptomatologique du tempérament sanguin ? Ici, l'action excitante de l'eau est contre-balancée très énergiquement par ses effets purgatifs et révulsifs.

Ce qui est contre-indiqué dans le cas qui nous occupe, ce n'est pas l'eau elle-même, mais bien les moyens énergiques, les moyens perturbateurs.

L'eau en boisson et les bains de jambes doivent constituer la base du traitement chez les paralytiques présentant les caractères de ce tempérament. — Ce n'est pas à dire que les bains généraux doivent être proscrits d'une manière absolue. — Non, car on se priverait d'un moyen révulsif cutané très efficace, mais on doit veiller avec la plus grande attention sur la thermalité de l'eau et sur la durée du bain. — Il faut d'abord avoir le soin de bien ventiler le cabinet dans lequel a lieu l'immersion, et éviter qu'il soit rempli de vapeurs pouvant amener un état congestif de la tête.

— Il faut avoir le soin de prescrire un bain à une température très modérée pour éviter l'action stimulante, et il faut de plus que le bain soit court, pour éviter une réaction trop vive.

Ce qui est proscrit, c'est la douche, surtout dès le début de la maladie. L'excitation générale qu'elle produit ne peut-elle pas donner naissance à un mouvement énergique du côté du cerveau? et c'est pour ne pas avoir écouté les conseils dictés par la prudence, que certains malades, voulant opposer des moyens énergiques à une maladie qui leur paraît très grave puisqu'elle les prive de la moitié d'eux-mêmes, voient leur paralysie augmenter par un nouveau raptus du côté du cerveau.

L'action excitante de l'eau de Balaruc est réelle, on ne saurait le nier, mais elle a été singulièrement exagérée, grâce à l'administration trop énergique, et je pourrais dire barbare, des siècles derniers. — C'est de cette époque qu'est venue la triste réputation dont elles jouissent, tellement qu'il répugne encore à bon nombre de médecins d'envoyer les malades auprès de cette station, et à de nombreux infirmes de s'y rendre. — *Ces eaux tuent ou guérissent*, disent les gens du monde. — En parlant ainsi, ils ne font pas attention qu'ils se plaignent de trop de richesses; ils ne font pas attention qu'ils leur reconnaissent implicitement une action vraie, indéniable. — Ces eaux ne ressemblent en rien à certaines eaux minérales auprès desquelles les malades ont l'habitude d'aller passer tous les ans un ou deux mois sans obtenir de changement notable à leur état morbide. — Oui, ces eaux agissent, elles ont les défauts de leur qualité. — Bien administrées et en temps opportun, leur usage est, en général, suivi d'heureux résultats dans les cas de paralysies suites de lésion cérébrale; mais administrées d'une manière trop énergique ou en temps inopportun, elles peuvent entraîner des complications ou une aggravation de la maladie qu'on était venu traiter auprès d'elles.

Cette triste réputation, qui s'est continuée jusqu'à nos jours, provient bien certainement des effets consécutifs de la barbare administration de ces eaux dans les cas de paralysie suite de lésion cérébrale, dans le siècle passé. C'est la douche dite à la *paillasse* qui a fait tout le mal. — Un malade atteint de paralysie était-il envoyé à Balaruc, on le soumettait au traitement suivant : Il était étendu sur une paillasse, la tête pendante sur la source elle-même, ainsi exposée aux vapeurs qui se produisent à la surface de l'eau. Un baigneur remplissait une cruche, dont Astruc nous a conservé le dessin, avec l'eau minérale, qu'il projetait à sa température native sur la tête du patient, d'une hauteur au moins d'un pied. — Pendant ce temps, un autre baigneur massait les parties molles pour faire pénétrer l'eau plus avant. — Le but que l'on recherchait était de réveiller le cerveau de sa torpeur.

Astruc, dans ses *Mémoires pour l'Histoire de la Province du Languedoc*, nous initie avec détails à cette coutume barbare, il nous donne le dessin de cette fameuse cruche, et il a même le soin de nous faire remarquer, dans le passage suivant, que cette pratique est presque exclusive à Balaruc. « Il est rare, » nous dit-il, « que dans les autres bains du royaume on ose doucher la tête, et c'est pourtant là ce qu'on fait tous les jours, non-seulement sans danger, mais même avec un grand succès, à ceux de Balaruc, dont l'eau n'est pas moins chaude et qui sont placés dans un climat beaucoup plus chaud. »

Quand au bain, comment le prenait-on ? Astruc nous dit que les plus robustes le prenaient dans la source elle-même. « Le baigneur qui les conduit, »

nous dit-il, « les fait descendre par degrés à la faveur
des marches qu'on y a pratiquées pour cet usage, et
il juge du temps qu'ils doivent y demeurer par le *gonflement de la veine du front.* » Quant à ceux qui sont
trop faibles pour le supporter, on le leur fait prendre
dans une cuve dans laquelle on laisse refroidir l'eau
minérale, et pour ces derniers, sauf cette différence,
ils suivent les mêmes errements que les premiers,
quant à la durée de l'immersion. — Cette description
est terminée par cette phrase caractéristique : « Il
arrive souvent que le malade tombe en défaillance,
mais il revient de lui-même lorsqu'il respire un air
plus frais ou qu'on lui donne un peu de vin pur. »

Il suffit de décrire la méthode employée autrefois
contre la paralysie pour faire comprendre les dangers
auxquels ces pauvres malades étaient exposés. —
Toute l'énergie du traitement était dirigée sur l'organe même, siége de la lésion. N'était-il pas à craindre qu'une nouvelle congestion de la tête ne vînt
aggraver les conséquences de la lésion primitive ? Et
que dire du gonflement de la veine du front servant
de terme à l'immersion ? En vérité, n'était-il pas quelquefois trop tard quand ce nouveau symptôme appa-
raissait, et n'indiquait-il pas lui-même une congestion
céphalique ? Ce qui me frappe, c'est que cette méthode
ait été employée pendant longtemps à Balaruc, et
qu'Astruc nous dise qu'elle l'ait été, non-seulement
sans danger, mais même avec grand succès. — Ne
peut-on pas supposer, au contraire, qu'à une époque
où les moyens de locomotion et où les relations
étaient plus difficiles, bon nombre de malades rentrés
chez eux et dont il était impossible d'avoir des nouvelles, aient vu une réaction violente amener des
complications très souvent mortelles, et de là cette
réputation faite aux eaux de Balaruc et non à leur

application par les témoins de ces nombreux insuccès ?

De la période de la maladie. — Balaruc a toujours
joui d'une très grande réputation dans le traitement
des paralysies suites de lésion cérébrale surtout; mais
peut-on se rendre auprès de ces thermes à toute période de la maladie? Dans le courant de l'ouvrage,
j'ai déjà fait mention d'une imqortante discussion qui
eut lieu sur ce sujet, en 1856, à la Société d'hydrologie
médicale de Paris. Je n'y reviendrai pas, mais je veux
fixer avec plus de détails le moment où l'usage de cette
eau est plus opportun et celui où leur emploi peut,
au contraire, être suivi de conséquences quelquefois
très graves. — C'est en me plaçant à ce point de vue
que j'ai cru faire entrer ce passage dans le chapitre
des contre-indications. La Société d'hydrologie fut
divisée en deux camps bien tranchés et comptant
chacun dans son sein les hommes les plus compétents;
les uns voulaient que les paralytiques fussent dirigés
sur Balaruc le plus tôt possible après l'accident, pré-
tendant qu'il est plus facile de résoudre un caillot sanguin qui ressemble encore à de la gelée qu'un caillot
organisé et enkisté. Les autres, au contraire, voulaient
temporiser, craignant que la réaction qui suit l'usage
de ces eaux énergiques pût amener un nouveau mouvement fluxionnaire vers le cerveau.

S'il ne s'agissait que de la résolution du caillot sanguin, nul doute que les partisans de l'emploi immédiat
de l'eau de Balaruc n'eussent raison dans cette discussion, la résolution serait plus vite et plus facilement obtenue, et la paralysie, conséquence de cet
épanchement sanguin, aurait plus de chance de disparaître rapidement. — Mais pour obtenir une résolution
plus rapide du caillot sanguin, est-il prudent de s'ex-

poser à la production d'un second épanchement?
Avant d'employer l'eau de Balaruc dans le cas qui
nous occupe, il faut que le mouvement fluxionnaire
qui a causé cet épanchement dans le cerveau soit
complétement épuisé. — Il faut que l'éréthisme sanguin qui accompagne l'apoplexie soit calmé. Ne peut-
on pas craindre autrement qu'en agissant même avec
la plus entière prudence, en n'employant l'eau de
Balaruc qu'en boisson pour créer une puissante révulsion sur l'intestin, que cette irritation locale ne soit
cause d'une action réflexe qui vienne réveiller et
mener vers le cerveau un mouvement fluxionnaire
simplement assoupi ?

Il y a cependant une distinction à faire qui a bien
son importance et qui peut, à la rigueur, modifier
cette opinion sur l'opportunisme du moment du traitement. — La paralysie à forme hémiplégique est la
conséquence de l'apoplexie cérébrale, c'est le cas le
plus ordinaire, mais ce symptôme peut apparaître sous
l'influence d'une simple congestion, d'une simple
hypérémie du cerveau. — Dans ces derniers cas, elle
sera moins complète et moins grave, les désordres
cérébraux étant moins considérables; aussi le moment
opportun pour commencer le traitement par l'eau de
Balaruc pourra être plus rapproché de l'accident
primitif.

Pendant les cinq années qui viennent de s'écouler,
j'ai eu à traiter, soit dans ma clientèle privée, soit dans
les salles de l'hôpital, dont le service médical m'est
confié comme Médecin-Inspecteur de la station, un
chiffre de 550 malades atteints de paralysie suite de
lésion cérébrale quelconque, apoplexie, hémorrhagie
ou simple congestion cérébrale. — J'ai constaté que
les chances de guérison ou d'amélioration diminuaient
en raison directe avec le plus ou moins de temps

écoulé entre l'accident primitif et le moment où les malades se rendaient à Balaruc. — Je puis diviser ces malades de la manière suivante :

Paralysies datant de 6 mois.............. 100

     —   1 an à 2 ans........ 310

     —   2 ans à 4 ans....... 120

     —   4 ans et au-dessus.... 20

L'amélioration a été plus ou moins notable après une saison :

Chez 60 malades de la 1re catégorie.

  » 195   —   2e »

  » 58   —   3e »

  » 0   —   4e »

La proportion est à peu près la même pour les malades qui sont venus 6 mois après le début de leur maladie que pour ceux qui ne sont venus suivre un traitement à Balaruc qu'après un an, mais il faut remarquer que dans la 1re catégorie se trouve un plus grand nombre de malades atteints d'affection paralytodée. Il est plus facile, en effet, pour ceux-ci de faire le voyage, quelquefois long et fatigant. — On voit aussi que le traitement n'a produit aucun changement dans la situation des malades qui ne sont venus qu'après 4 ans écoulés.

Il est bien difficile de fixer d'une manière absolue le moment précis où l'on doit se rendre à Balaruc, pour y suivre un traitement contre la paralysie suite de lésion cérébrale ; il faut non-seulement tenir compte de la lésion, mais il faut attacher une non moins grande attention au tempérament, à la constitution du sujet. — Je crois cependant, que pour une affection paralytodée ou paralysie survenue à la suite d'une simple congestion cérébrale, on peut suivre un traitement à Balaruc six mois après l'accident, mais pour les paralysies graves, il faut attendre un plus long temps. —

Mon opinion est qu'il ne faut venir à Balaruc que lorsque les symptômes de congestion active vers la tête ont complétement disparu, et que lorsque les symptômes morbides de la sensibilitié et de la motilité paraissent diminuer d'intensité.

Du moment de la saison. — Le moment de l'année où l'on doit faire usage de l'eau de Balaruc est-il indifférent? Nous avons déjà vu que l'établissement thermal restait ouvert du 1er mai au 30 octobre. — Les malades se rendent en foule auprès de ces thermes pendant les mois de mai, de juin, de septembre et d'octobre; les mois de juillet et d'août sont réputés trop chauds pour y suivre un traitement. — C'est une erreur propagée par les gens du monde, je me suis du reste déjà expliqué là-dessus dans le courant de cet ouvrage, mais l'importance du sujet, qui n'échappera pas aux praticiens, me force à y revenir.

De tout ce qui précède, on voit que l'eau de Balaruc a une action très énergique indéniable et consacrée par l'expérience de plusieurs siècles contre la paralysie, la scrofule et le rhumatisme. Il est incontestable que les nombreux malades atteints de ces diverses affections ne doivent pas suivre un traitement par ces eaux à la même époque. — Les paralytiques agiront très sagement en évitant les chaleurs qui règnent en juillet et en août, et en évitant avec soin la trop grande lumière; ils feront très bien de ne venir à Balaruc que pendant les mois de mai, de juin, de septembre et d'octobre. — S'ils viennent pendant le courant des deux premiers mois, ils pourront se reposer chez eux ou dans des pays plus frais pendant les deux mois caniculaires, pour revenir faire la seconde saison du mois de septembre ou d'octobre.

Les malades, au contraire, présentant les diverses

manifestations de la scrofule et du rhumatisme feront
très bien de ne se rendre à Balaruc que pendant les
mois de juillet et d'août; la chaleur de l'été et le soleil
sont des adjuvants bien précieux, dont il faut tenir
compte pour la guérison de ces affections. — Le rhumatisme, en effet, aime la chaleur, et la scrofule se
trouve très bien de l'action vivifiante du soleil.

Des moyens balnéothérapiques. — Le choix des
moyens balnéothérapiques à employer et la température de l'eau ne demandent pas moins d'attention pour
arriver à un bon résultat. — C'est ainsi que, dans les
paralysies récentes, les moyens énergiques, perturbateurs, doivent être sévèrement proscrits ainsi que la
haute thermalité de l'eau. — Les réactions quelquefois
trop vives qui suivent, peuvent amener des complications ou des rechutes quelquefois très graves. —
C'est pour n'avoir pas suivi les règles les plus élémen-
taires de la prudence, que les médecins d'autrefois
ont fait donner à ces eaux la triste réputation de tuer
tous ceux qu'elles ne guérissent pas. Pense-t-on, en
effet, que l'on puisse administrer indifféremment à des
paralytiques de date récente ou présentant tous les attributs du tempérament sanguin exagéré, des bains à
une haute thermalité, ou des douches en pomme d'arrosoir ou en lance? N'est-on pas en droit de craindre
une réaction trop vive et de voir naître par action réflexe des raptus du côté du cerveau.

On comprendra combien il est difficile de donner
des règles fixes et de préciser quels sont les moyens
balnéothérapiques à employer et le degré de température qui convient dans tel ou tel cas. — C'est au
médecin qui dirige le traitement sur les lieux à qui
incombe la responsabilité, et qui peut donner des indications précises selon les circonstances ; mais on doit

toujours se rappeler que les eaux de Balaruc ne sont
point indifférentes, qu'elles ont une action certaine,
indéniable, et qu'elles peuvent avoir dans certains cas
les défauts de leurs qualités.

En lisant les observations qui vont suivre, on
pourra se rendre compte facilement de l'action physiologique de ces eaux, on verra qu'elle est générale, et
le praticien sera convaincu de tout le bien qu'on peut
tirer de leur sage administration; il verra que ces
eaux, employées en temps opportun et avec prudence,
peuvent être très bien indiquées dans certains cas ;
tandis qu'elles peuvent et doivent être considérées
comme contre-indiquées, lorsqu'on veut les employer
ou trop tôt ou avec trop d'énergie. — C'est à ce titre
que j'ai mis ces observations dans le chapitre des
contre-indications en général.

OBSERVATION I

Hémiplégie droite, lésion organique du cerveau. — M. D.,
riche négociant, âgé de 53 ans, arrive à Balaruc pour la première fois à la fin du mois de mai 1876. Il descend difficilement
de voiture, en s'appuyant d'un côté sur une forte canne, et de
l'autre, en étant soutenu par un domestique. Aucun antéçédent
morbide personnel autre que de la céphalalgie. Son père est mort,
il y a neuf ans environ, à la suite d'une congestion cérébrale.
Vers la fin du mois de septembre 1875, après de nombreuses
occupations, M. D., en rentrant chez lui, se plaint d'un violent
mal à la tête qu'il a enduré toute la journée. Il a, malgré cela,
continué à se livrer à ses occupations habituelles. Il mange très-
peu et se met au lit. Quelques heures après, il ressent subitement une douleur excessivement violente vers la partie médiane
du front ; il est pris d'un vertige subit à la suite duquel il perd
connaissance. Cet état dure jusqu'au milieu de la journée suivante, et sous l'influence d'un traitement antiphlogistique assez
énergique : saignées, sangsuses, lavement purgatif, le malade
revient à lui. La bouche est déviée à gauche, la parole est fortement embarrassée, et le malade constate qu'il ne peut faire
usage du bras droit, les mouvements sont également impossibles
dans le membre inférieur du même côté. La sensibilité est diminuée dans tout le côté droit, sans être complétement abolie.
M. D. sent lorsqu'on le pique avec une épingle. Il est soumis
pendant tout l'hiver à un traitement qui consiste dans l'emploi
de pilules purgatives et de frictions stimulantes sur les parties
paralysées.

Actuellement la sensibilité est presque normale. Le malade
peut marcher en se servant d'une forte canne, la démarche est
caractéristique : il traîne la jambe droite en fauchant le sol, en
faisant subir au membre un mouvement de rotation assez prononcé ; la pointe du pied touche le sol, ce qui gêne considérablement la marche. Le membre supérieur droit est inerte, il est
soutenu par un fort ruban passé autour du cou. Les mouvements
du membre supérieur sont très bornés; le malade ne peut se
servir de sa main, ce qui le contrarie fort. La parole est fortement

embarrassée, et il faut prêter une attention soutenue pour le comprendre. La bouche est légèrement déviée, la langue est droite. Les fonctions digestives s'exécutent assez bien ; l'appétit serait même trop développé. Il y a de la constipation. Rien du côté des voies urinaires. La face est congestionnée pendant les digestions ; le caractère est devenu inquiet, facilement irritable.

Je soumets M. D. à l'usage de l'eau thermale de Balaruc jusqu'à effet purgatif. La dose d'eau ingérée ne dépasse pas cinq verres tous les matins, à jeun. M. D. prend tous les jours un bain d'une durée de trois quarts d'heure, à une température de 34° centigrades ; l'après-midi un bain de jambes de 10 minutes de durée, à une température de 40° centigrades. Je prescris dans la journée plusieurs gargarismes avec l'eau minérale ; j'engage M. D. à faire quelques promenades dans le parc, à l'abri du soleil, et à manger peu à ses repas, surtout à celui du soir.

A la suite de ce traitement, subi pendant vingt-cinq jours environ, avec des interruptions d'un jour toutes les semaines, la marche est bien plus facile, le mouvement de rotation imprimé au membre inférieur est bien moindre ; la pointe du pied accroche moins le sol ; le malade marche en s'appuyant sur sa canne sans avoir besoin de son domestique ; il se sent plus solide sur les jambes. Le bras est moins inerte ; le malade peut même soulever légèrement le membre, et il peut imprimer de légers mouvements de flexion aux doigts. Il n'y a plus de céphalalgie, les digestions sont moins pénibles et l'on ne voit plus ces congestions céphaliques qui les accompagnaient, la constipation est vaincue. En un mot, on constate une amélioration sensible dans l'état général, le caractère devient plus gai, plus riant, M. D. est moins irascible ; les mouvements deviennent plus faciles dans les membres. La parole semble moins embarrassée, la paralysie des muscles de la face paraît aussi céder. M. D. part enchanté de sa cure, et se propose de revenir au printemps de 1877 ; nul doute que s'il revient au mois de septembre prochain, comme je le lui propose, l'amélioration que je constate aujourd'hui sera bien plus sensible.

OBSERVATION II

Hémiplégie droite. — M. P., de Bordeaux, 56 ans, négociant, d'un tempérament bilioso-nerveux, d'une constitution bonne, vient à Balaruc dans le courant du mois de mai 1876. A la suite de pertes considérables dans son commerce, M. P. fut pris tout d'un coup de violente céphalalgie, avec vomissements bilieux. Suffusion bilieuse sur tout le corps. Quelques jours après, en rentrant chez lui, après avoir subi toute la journée une température froide et humide, se sent pris d'une céphalalgie plus intense, perd connaissance, et s'affaisse sur un fauteuil. La perte de connaissance dura 24 heures environ ; à son réveil, on constate que la sensibilité est fortement émoussée dans tout le côté droit, et que la motilité y est complétement abolie. La bouche est déviée à gauche, la langue est fortement embarrassée. Vient à Balaruc le 12 mai 1876. Voici ce que je constate :

La sensibilité est revenue, mais est loin d'être complète. La motilité est nulle dans le bras, qui est inerte et qui est maintenu par une écharpe. Le malade marche en s'appuyant sur le bras d'un domestique. Le pied décrit un arc de cercle assez considérable et la pointe accroche le sol. La langue est encore très embarrassée, et on comprend très difficilement ce que dit le malade. La bouche n'est plus déviée. Rien d'anormal du côté des voies digestives, si ce n'est un peu de constipation, contre laquelle il est obligé de faire souvent usage de pilules purgatives. Je lui fais suivre le traitement suivant :

Boisson. — 3 verres d'eau minérale à prendre par intervalle de 5 minutes l'un de l'autre, en ayant soin de marcher pendant les intervalles.

Bain à 33° centigrades de 25 minutes de durée pour commencer, en ayant le soin d'en augmenter la durée progressivement jusqu'à trois quarts d'heure.

Bain de jambes l'après-midi à 40° centigrades de 10 minutes de durée. Avoir le soin de se promener après pendant un quart d'heure, pour éviter une réaction trop vive.

Gargarismes plusieurs fois répétés par jour, en ayant le soin de maintenir l'eau minérale dans la bouche et à l'arrière-gorge, aussi longtemps que possible.

Ce traitement est suivi pendant 20 jours. A son départ de Balaruc, la marche est plus facile, le malade est bien plus solide sur lui-même, l'arc de cercle décrit par le pied est bien moins grand, la pointe du pied se relève un peu plus. Mouvement en totalité du membre supérieur, grâce aux muscles de l'épaule. Pas de mouvements partiels.

Revient à Balaruc en septembre 1876.

L'amélioration survenue après la première saison s'est main-tenue. Le malade est presque tout à fait solide sur ses jambes. L'arc de cercle décrit par le pied a à peu près disparu. La pointe du pied se relève presque normalement. Il reste encore de la difficulté dans les mouvements partiels du membre supérieur et uu peu d'embarras de la langue.

Pendant les 3 premiers jours, je prescris le même traitement.

Mais à partir du 4e jour, j'institue le traitement suivant :

Tous les matins, bain général à 33° centigrades de 45 minutes de durée, alterné avec une douche générale en pomme d'arro-soir, sur les épaules, les bras, le dos, et en lance sur le bassin et les membres inférieurs. J'ai soin de faire élever la tempéra-ture progressivement de la douche, lorsqu'on l'applique sur les parties inférieures.

Boisson tous les jours, de 3 à 5 verres d'eau minérale.

Bain de pieds, l'après-midi. Gargarismes fréquents.

A la fin de cette seconde saison, l'amélioration déjà consta-tée n'a pas fait de nouveaux progrès bien apparents, mais cependant je trouve plus de solidité dans la démarche, en même temps l'effort musculaire de l'épaule pour soulever le bras est moins énergique. En appuyant la main sur la partie antérieure du bras, on sent beaucoup mieux les contractions du biceps, qui paraît plus volumineux.

J'ai revu le malade en mai 1877, il a suivi le même traite-ment, il est parti de Balaruc à cette époque dans un état tel que tout me fait espérer une guérison complète.

OBSERVATION III

Hémiplégie droite. — M. P., âgé de 52 ans, négociant à Saint-Étienne. Tempérament lymphatique, constitution bonne. Était sujet depuis longtemps à des migraines qui le faisaient horrible-ment souffrir. Au commencement de novembre 1878, à la suite de vives préoccupations d'esprit, ressent des douleurs violentes dans la tête, vaque à ses affaires pendant toute la journée, et le soir, au moment de se mettre à table, perd connaissance en s'affaissant sur son siège.

Le médecin, appelé en toute hâte, ordonne un lavement purgatif, sinapismes aux pieds. Le malade recouvre sa connaissance le lendemain dans la journée et, à son réveil, se sent paralysé de tout le côté droit. La sensibilité est conservée et les mouvements sont très limités dans tout le côté. La langue est embarrassée, la bouche est légèrement déviée. Au bout d'une quinzaine de jours, le malade peut faire quelques pas dans la chambre avec des béquilles. Pendant tout l'hiver, il est soumis à l'action de purgatifs énergiques. Vient à Balaruc le 6 mai 1879. La marche est facile avec une grosse canne, la jambe droite traîne, le malade fauche en marchant, il n'y a pas d'atrophie musculaire ni de contracture. La sensibilité est conservée dans tout le côté malade. La langue est encore légèrement embarrassée, mais le malade se fait comprendre. Les mouvements sont très bornés dans le membre supérieur, les muscles de l'épaule seuls agissent, aussi le malade peut-il élever légèrement le bras en masse, sans pouvoir éloigner le membre du corps. Les fonctions digestives sont bonnes, il y a cependant un peu de constipation. Les migraines auxquelles il était sujet n'ont plus reparu depuis l'attaque.

Je prescris donc : Le matin, bain tempéré à 33° centigrades de 25 à 40 minutes de durée.

Boisson à dose purgative de trois à cinq verres.

Bain de jambes l'après-midi à 40° centigrades de 10 minutes de durée.

Compresses imbibées d'eau minérale froide sur le front pendant le bain du matin et le pédiluve de l'après-midi.

Dès le premier bain, le malade ressent une légère démangeaison dans le dos et sur les membres. Les démangeaisons deviennent très vives sur le bras gauche au niveau d'une cicatrice siégeant sur le tiers supérieur et externe. Pendant quelques jours cette démangeaison augmente, surtout au niveau de la cicatrice, qui a été produite par l'incision cruciale faite sur un anthrax, il y a déjà quelques années. L'excitation cutanée se manifeste chez le malade par une rougeur assez intense de la peau que je constate à sa sortie du bain.

Je diminue la durée de l'immersion. Le malade part vers la fin mai dans un état assez satisfaisant, et je l'engage à revenir en septembre.

Revient à Balaruc le 3 septembre 1879. La marche est plus facile l'arc de cercle décrit par le pied droit est bien moins grand, le malade se tient plus solide sur les jambes. Les mouvements sont plus aisés dans le membre supérieur, et M. P. élève bien mieux le bras en l'éloignant du corps. La parole est également plus facile.

Je prescris le même traitement pendant les trois ou quatre premiers jours. Le malade ressent toujours les mêmes phénomènes d'excitation générale de la peau et se plaint encore un peu du prurit au niveau de la cicatrice, il le supporte cependant plus facilement.

Je prescris le traitement suivant : Bain général, alterné avec douche en pomme d'arrosoir sur les parties supérieures, en lance sur les membres inférieurs. Compresse d'eau froide sur le front pendant l'application. Boisson à dose purgative de 3 à 5 verres. Gargarismes dans la journée. Bains de jambes l'après-midi.

Ce traitement est suivi jusqu'à la fin septembre, avec quelques intermittences de repos, et le malade quitte Balaruc dans un état très satisfaisant.

J'ai eu occasion de le revoir en mai 1880, et l'amélioration s'est de plus en plus accentuée au point que M. P. peut marcher assez librement sans l'usage de la canne. Le bras était encore un peu paresseux, et je constatais encore un peu d'hésitation dans la parole. Il suivit le même traitement et les phénomènes d'excitation générale de la peau se manifestèrent encore, avec moins d'intensité je dois en convenir.

Le malade quitte Balaruc vers la fin du mois, dans un état qui me fait espérer le retour complet à la santé.

OBSERVATION IV.

Hémiplégie gauche. — M. J., âgé de 39 ans, négociant ; d'un tempérament sanguin et d'une constitution forte. A la suite de rapprochements sexuels après un repas copieux, fut pris subitement de vertiges, d'une céphalalgie violente, perdit connaissance; vomissements. etc., etc. (Purgation énergique et phlogistique). A la suite de ce traitement, le malade revient à lui, mais il est paralysé de tout le côté gauche. [Perte de la sensibilité et de la motilité dans les deux membres du même côté ; langue très embarrassée sans déviation de la bouche. Vient à Balaruc fin mai 1876.

L'attaque remonte à 15 mois, quand le malade arrive à Balaruc, et je constate l'état suivant : M. J. peut marcher en s'appuyant sur une forte canne ; le pied gauche décrit l'arc de cercle caractéristique, il fauche en marchant et ne peut plier le genou malade. Ne peut marcher pendant longtemps, il est très vite fatigué. La sensibilité paraît revenue dans le membre inférieur. Le bras est complétement inerte, le malade ne peut le mouvoir qu'à l'aide du bras du côté opposé. La parole est très embarrassée.

Grande susceptibilité du tube digestif. Digestions lentes, pénibles ; constipation.

Je prescris le traitement suivant : Bain général à 33° centigrades d'une durée de 30 à 45 minutes, en ayant le soin de tenir sur la tête une compresse imbibée d'eau minérale froide pendant la durée de l'immersion. Boisson de 3 à 5 verres d'eau minérale, prise de 5 en 5 minutes. Bains de pieds l'après-midi. Gargarismes fréquents dans la journée.

Le malade part de Balaruc après 21 jours de traitement actif ; s'est reposé à deux ou trois reprises. L'amélioration est peu manifeste. Il y a cependant un peu plus de facilité et de solidité dans la marche. M. J. continue à boiter, ne pouvant plier le genou malade. Je ne constate aucune amélioration du côté du membre supérieur. Ce n'est, du reste, que 3 mois après son départ de Balaruc qu'il a constaté lui-même l'amélioration, c'est-à-dire qu'il pouvait marcher plus longtemps sans trop de fatigue. Il a pu vers la même époque faire exécuter quelques légers mouvements en masse au membre supérieur, grâce aux muscles de l'épaule.

Revient à Balaruc seulement en mai 1877. M. J. marche beaucoup mieux et ne fauche plus, le genou est encore raide, les mouvements de flexion bien bornés. Les mouvements en totalité du membre supérieur se font mieux, et même notre malade peut exécuter quelques mouvements de flexion très limités dans les extrémités des doigts.

Pendant les trois premiers jours, je prescris le même traitement. que l'année dernière. A partir du 4ᵐᵉ jour, j'alterne tous les matins le bain général à 33° centigrades de 40 minutes de durée, avec une douche en pomme d'arrosoir sur les parties supérieures et en lance sur les parties inférieures, en ayant soin d'élever progressivement la température au fur et à mesure que l'on descend vers les pieds. Boisson de 3 à 5 verres. Bains de jambes l'après-midi. Gargarismes fréquents dans la journée.

Le malade part après 21 jours de traitement dans un état satisfaisant. J'ai eu trois mois après de ses nouvelles, et j'ai su que la marche était plus aisée, quoique encore un peu raide. Le membre supérieur avait retrouvé en partie ses mouvements de flexion et d'extension, le malade pouvait saisir les objets légers avec la main paralysée.

OBSERVATION V

Hémiplégie droite. — Mme R., de Bordeaux, 47 ans, d'un tempérament sanguin. Constitution robuste, a eu trois enfants. Menstruation habituellement très-abondante et régulière. Ménaupose depuis un an environ. Avait de violentes douleurs de tête pendant la période menstruelle. — En septembre 1878, pendant qu'elle surveillait des ouvriers à la campagne, fut prise d'un éblouissement tel qu'elle se laissa tomber sur le sol avec perte de connaissance. Quelques sinapismes et des sangsues au rectum dissipèrent cet orage. Mais un mois après, même accident, qui fut suivi cette fois d'une hémiplégie droite. Perte absolue de connaissance qui dura trois jours environ, et à son réveil la malade se vit paralysée complétement de la sensibilité et de la motilité de tout le côté droit. La parole était fortement embarrassée et la bouche déviée à gauche. On la soumit à un traitement très énergique, consistant en purgations fréquentes et en nombreuses applications de sangsues.

Arrivée à Balaruc dès les premiers jours de juin 1879, Mme R. est de forte corpulence, la face est rouge, les pommettes violacées, la sensibilité est fortement émoussée dans tout le côté droit, et la motilité bien diminuée. La malade ne peut marcher qu'au bras d'une puissante femme de chambre, le pied droit décrit un très grand arc de cercle, et le pied ne repose que sur son bord externe, la pointe n'abandonne le sol que très-difficilement. La flexion du genou est presque impossible. Le bras est inerte, pendant le long du corps avec légère contracture en flexion des doigts. Il n'y a pas d'atrophie musculaire. La langue est très embarrassée, quelquefois la malade dit un mot pour un autre et cela encore avec beaucoup de difficulté. Sensibilité affective exagérée, pleure très-facilement. Appétit conservé. Constipation opiniâtre.

Je prescris donc : bain tempéré à 33° centigrades de 25 minutes. Compresses, eau minérale froide sur le front. Boisson à dose purgative. Bain de pieds dans l'après-midi. Gargarismes fréquents dans la journée.

Pendant l'immersion, quoique j'aie eu le soin de faire bien ventiler le cabinet, la malade est rouge et sent un léger prurit sur tout le corps. Les parties paralysées seules sont à peu près insensibles. Cette légère démangeaison persiste toute la journée. Je constate aussi une certaine accélération du pouls. Les artères battent aux tempes avec assez d'énergie, et la respiration devient un peu plus fréquente. En présence de pareils phénomènes et vu la constitution pléthorique de la malade, je suspens l'usage du bain et je limite l'usage de l'eau à la boisson du matin et au bain de pieds l'après-midi.

Mme R. ne peut consentir à se priver de ce moyen balnéothérapique dont les autres malades font habituellement usage et continue malgré mes avis. Voyant cela et préférant moi-même diriger le traitement plutôt que de la laisser en suivre un à sa guise, surtout averti par sa femme de chambre qu'elle veut prendre des douches, je prescris des demi-bains de 15 à 20 minutes de durée à 32° centigrades. Les symptômes d'excitation sont bien moins manifestes, mais cependant la malade ressent toujours un peu de prurit et de la chaleur à la peau. L'excitation reste localisée dans le tissu cutané. La malade part de Balaruc vers la fin du mois de juin, après avoir pris environ une quinzaine de bains, séparés par des jours de repos. Son état est assez satisfaisant.

Le 28 septembre, Mme R. revint à Balaruc, un peu malgré mes avis. La marche est cependant plus aisée, elle peut marcher en s'appuyant sur une forte canne, sous la surveillance de sa femme de chambre, et l'arc de cercle décrit par le pied est moins grand. Le bras commence à se mouvoir avec beaucoup d'efforts, elle le soulève un peu en éloignant le coude du corps. Les doigts sont presque immobiles, mais avec beaucoup d'attention, on constate quelques légers mouvements très bornés de flexion à l'indicateur et au médius. La langue est peut-être moins embarrassée. La constipation est toujours opiniâtre. La malade a un peu perdu de sa corpulence, les symptômes de pléthore sont moins caractérisés.

Je prescris le même traitement : Demi-bain à 32° centigrades; boisson à dose purgative ; bains de jambes ; gargarismes; et je recommande d'une manière expresse l'application de la compresse d'eau froide sur la tête pendant les diverses immersions. Les mêmes symptômes d'excitation cutanée se manifestent. La malade se plaint aussi d'un peu d'oppression. Je conseille de nouveau à Mme R. de ne faire usage que de la boisson et des bains de jambes. Elle ne veut pas y consentir ; bien plus, elle exprime le désir de prendre des douches, puisque les bains l'excitent trop, dit-elle. Prévoyant ce qui peut arriver, je cherche à la dissuader de ce projet, en lui faisant un tableau bien noir des conséquences d'un pareil entêtement. Rien ne fait, et, un matin, elle se présente à la baigneuse pour prendre la douche. La baigneuse, connaissant ma répugnance pour l'application d'un pareil moyen balnéothérapique à Mme R., lui donne fort heureusement une douche en pomme d'arrosoir sur tout le corps, à une température peu élevée sur les parties supérieures et à une température plus élevée sur les membres inférieurs, et d'une très courte durée. Pendant toute la journée, phénomènes d'excitation générale très manifestes, rougeur de la face, les pommettes sont violacées par plaques, le pouls est excité. Vers le soir je suis appelé en toute hâte auprès de Mme R., qui présentait tous les symptômes d'un nouveau raptus vers le cerveau. Je prescris 30 sangsues au rectum, lavement fortement purgatif. Révulsif cutané.

Le lendemain je fais subir une nouvelle perte de sang, et je continue les autres moyens. Au bout de quelques jours, l'orage fut dissipé, et la malade quitta Balaruc dans un état relativement assez satisfaisant.

J'ai eu des nouvelles depuis, j'ai su que les symptômes de paralysie diminuaient d'intensité, mais Mme R. n'est plus revenue.

OBSERVATION VI

Hémiplégie droite. — Mme B... de Périgueux, âgée de 68 ans, d'un tempérament nerveux irritable, constitution assez bonne, vient à Balaruc dès les premiers jours de mai 1879.

Il y a un an environ que le soir, au moment de se coucher, sans que rien ne fît prévoir ce qui allait arriver, Mme B... perd connaissance et se laisse aller sur son fauteuil. La perte de connaissance ne dura que quelques instants, mais à son réveil, la malade s'aperçut qu'elle était paralysée du mouvement dans tout le côté droit. (Sangsues, sinapismes et purgatifs répétés.)

La sensibilité était conservée, et même pendant quelque temps la malade ressentit des phénomènes d'hyperesthésie dans tout le côté paralysé, surtout manifestes à l'épaule droite quand on cherchait à lui imprimer quelques mouvements. Elle se plaint aussi de vives douleurs qui suivent le trajet du plexus brachial. Le bras est pendant le long du corps et dans l'immobilité la plus absolue. La marche est difficile, la flexion du genou est impossible, et la malade marche en faisant décrire au pied un arc de cercle très considérable, la pointe du pied est tournée en dedans et abandonne difficilement le sol.

La sensibilité est conservée dans tout ce membre, on dirait même qu'elle est augmentée dans certains points. Les grandes fonctions se font bien. Mme B. se plaint d'une sensibilité exagérée de la muqueuse buccale qui rend la mastication douloureuse, il lui semble en mâchant du pain qu'elle a la bouche pleine d'aiguilles qui la piquent. Elle est obligée de se nourrir d'aliments qui ne nécessitent pas une longue mastication, pommes de terre bouillies, féculents, etc., etc.; les digestions se font bien, il y a de la constipation.

Je prescris : Bain tempéré de 25 minutes et augmenter progressivement la durée de l'immersion jusqu'à 45 minutes ; boisson à dose purgative ; bain de jambes l'après-midi.

Au bout de 4 ou 5 jours d'un pareil traitement, les douleurs névralgiques paraissent plus vives. La malade prétend que tout le côté droit est pris de mouvements convulsifs, et cela souvent pendant la nuit. Ce qui la préoccupe le plus, c'est la douleur névralgique du bras.

Vers le 10e jour, elle se trouve plus solide sur les jambes, ne se plaint plus de ces mouvements convulsifs; continue à se préoccuper de la douleur du bras, et me témoigne son étonnement de trouver dans les urines du matin une quantité assez considérable de sable rouge.

Je modifie le traitement et je prescris : Bain général du matin alterné avec une douche générale en pomme d'arrosoir; boisson à dose laxative, et je continue les bains de jambes. A la suite de la première douche, la névralgie brachiale n'a pas augmenté, mais la malade se plaint davantage des mouvements convulsifs du membre inférieur. L'excitation générale paraît plus forte. Les mêmes phénomènes apparaissent avec une intensité variable après la troisième ou quatrième douche. Après celle-ci, la malade se plaint de bouffées de chaleur, je suspends tout traitement. L'excitation est très considérable.

Au bout de trois jours de repos, elle commence par de simples bains tempérés. Boisson à dose laxative. Elle se plaint alors de démangeaisons vives pendant le bain, et pendant la nuit les douleurs névralgiques et les mouvements convulsifs du membre inférieur droit paraissent augmentés, puisqu'ils troublent le sommeil.

J'engage Mme B... à suspendre de nouveau. Elle part de Balaruc peu enchantée de sa saison.

Dans le courant du mois de septembre de la même année, je reçois une lettre d'elle, dans laquelle elle accuse une certaine amélioration. La marche est plus solide et je plie un peu le genou, me dit-elle. Les mouvements convulsifs ont disparu. Les mouvements sont en général plus étendus dans le bras, mais ce qui la rend heureuse, c'est la diminution très considérable des douleurs névralgiques de l'épaule droite. Elle regrette vivement de ne pouvoir revenir à Balaruc et se contente de faire une saison chez elle, qui consiste à boire tous les matins, pendant une quinzaine de jours, une bouteille d'eau minérale chauffée au bain-marie.

Elle revient dans le courant de mai 1880. Son état est sensiblement amélioré, elle marche facilement avec une simple canne, sans trop faucher. Elle élève le bras presque jusqu'à l'horizontale, et les phénomènes d'hypéresthésie dans le côté paralysé ont sensiblement diminué. Seuls les phénomènes buccaux persistent, quoique peut-être un peu moins intenses; le pain est toujours très douloureux à mâcher, la viande à la rigueur est plus facile.

Je prescris pour les premiers jours : bain tempéré, boisson à dose laxative, bains de jambes.

Après le troisième bain, les douleurs nerveuses sur tout le bras droit reviennent assez intenses, et les phénomènes d'excitation générale ne se réveillent pas.

La malade veut absolument faire usage de douches, et malgré ma répugnance, je me vois contrait de les lui prescrire. Le traitement est ainsi formulé : Bain général à 33° centig. alterné avec une douche générale en pomme d'arrosoir; boisson à dose laxative. Après 4 à 5 jours d'un pareil traitement, les phénomènes d'excitation générale sont réveillés, la malade ressent une chaleur très vive à la peau, avec démangeaisons. Les douleurs névralgiques de l'épaule ont apparu et sont accrues par les mouvements volontaires ou imprimés au membre supérieur.

Les grandes fonctions sont normales, et le sommeil n'est pas troublé.

Ce traitement est suivi pendant une quinzaine de jours en tout, mais voyant que les phénomènes d'excitation générale augmentent et agitent le sommeil, j'engage la malade à cesser tout traitement. M\ me B. quitte Balaruc après un séjour de 18 jours.

Trois mois après son départ, elle m'écrivit pour me dire que tous les phénomènes nerveux qui paraissaient me préoccuper avaient disparu et qu'elle se trouvait beaucoup mieux. Je l'ai revue depuis, elle marche assez facilement et les mouvements du bras paraissent plus étendus. La névralgie de l'épaule a bien diminué, et la mastication est bien moins douloureuse.

J'espère qu'une nouvelle saison passée à Balaruc confirmera cette amélioration.

OBSERVATION VII

Hémiplégie gauche suite de trois congestions cérébrales. — M. P., riche négociant d'un département voisin, est sujet, depuis son jeune âge, à de violentes céphalalgies, qui apparaissent à la suite de la moindre fatigue; il est d'un tempérament sanguin, sa constitution est bonne. N'a jamais été malade jusqu'à présent. Aucun antécédent morbide du côté du père ou de la mère. Il a beaucoup voyagé et a mené une vie très active jusqu'au moment où il s'est établi. Depuis lors il mène une vie sédentaire. En revenant de la campagne, vers la fin du mois d'août, après être resté longtemps exposé aux ardeurs du soleil, il rentra le soir, se plaignant d'un violent mal de tête, et ne put prendre aucune nourriture. Au moment de se mettre au lit, vers les 10 heures du soir, il fut pris d'un vertige, à la suite duquel il perdit connaissance; il revint à lui au bout de quelques instants sous l'influence d'une application de sinapismes aux extrémités inférieures; pendant la nuit il ne put goûter un instant de repos, il fut très agité ; le lendemain matin il eut un nouveau vertige avec perte de connaissance, ces symptômes parurent plus graves; il revint cependant à lui après quelques instants, mais il ressentit alors une violente céphalalgie, des fourmillements et des engourdissements le long des membres du côté gauche. On appliqua des sangsues au rectum, et tout sembla rentrer dans l'ordre. La journée et la nuit suivantes se passèrent sans l'apparition de nouveaux symptômes; cependant, la céphalalgie étant toujours très intense, on appliqua des sinapismes sur les membres inférieurs. Le lendemain, dans l'après-midi, à la suite d'une mauvaise nouvelle commerciale qui lui fut communiquée sans qu'il s'y attendît, céphalalgie plus intense, excitation générale plus marquée; on allait faire une nouvelle application de sangsues, lorsque le malade perdit encore connaissance. La bouche était légèrement déviée, la respiration bruyante, et les membres du côté gauche paraissaient être dans la résolution la plus complète avec persistance de la sensibilité. Le médecin traitant, prévenu à temps, pratique une saignée générale très abondante, à la suite de laquelle le malade revient complétement à lui. La parole est un peu embarrassée, et la paralysie occupe tout le côté gauche. On continue pendant quelque temps le traitement antiphlogistique par de nouvelles applications de sangsues, et l'on fait un usage prolongé de pilules purgatives.

C'est vers la fin de mai 1876 que M. P. vient à Balaruc se confier à mes soins. L'état général me paraît assez satisfaisant, la démarche est un peu embarrassée; M. P. traîne un peu la jambe gauche sans lui imprimer le mouvement de rotation caractéristique. Les mouvements dans le bras gauche sont limités, cependant il peut soulever ce membre jusqu'à lui donner une attitude horizontale. Il est vrai que, pour cela, M. P. est obligé de s'aider de l'action des muscles de l'épaule. Il peut imprimer de légers mouvements aux doigts. La sensibilité est normale dans les deux membres. M. P. ressent cependant de temps en temps des crampes et quelques fourmillements. La langue est un peu embarrassée, surtout lorsqu'il veut parler vite, ou bien lorsqu'il est animé par la discussion, les mots sont articulés avec un peu de difficulté. Les fonctions digestives sont bonnes ; il y a un peu de constipation. Je prescris l'eau de Balaruc : 1° en boisson jusqu'à effet purgatif, le malade arrive progressivement jusqu'à six verres, pris tous les matins à jeun ; 2° un bain général de trois-quarts d'heure de durée, à 33° centigrades ; 3° un bain de jambes à 40° centigrades et de dix minutes de durée, à prendre dans l'après-midi. J'engage M. P., du reste comme tous ceux qui peuvent le faire, à se promener après ce bain local, pour fixer, par la chaleur entretenue par l'exercice, les mouvements fluxionnaires sur les membres inférieurs. Ce traitement réussit à merveille. Pendant tout le temps de son séjour à Balaruc, M. P. n'a pas eu de maux de tête, les fourmillements qu'il ressentait dans les membres ont disparu. Les fonctions digestives s'exécutent bien, il n'y a plus de constipation. La langue reste encore un peu embarrassée, mais bien moins cependant.

M. P. revient à Balaruc vers le milieu du mois de septembre, satisfait de sa première saison, qui lui a permis de passer sans dérangement aucun les mois de juillet et d'août, surtout sans avoir eu de la céphalalgie. Je constate d'une manière générale que l'amélioration survenue dans le courant du mois de juin a persisté. Je prescris alors tous les matins cinq verres d'eau minérale, qui ont un effet purgatif certain chez notre malade; pendant les dix premiers jours du traitement, je prescris alternativement un bain général ou une douche, et le soir je continue l'usage des bains de jambes.

Enfin, dans la dernière période de son séjour à Balaruc, M. P. prend tous les matins une douche générale, et l'après-midi un bain général suivi d'un bain de jambes. En partant, la démarche de M. P. est presque normale, les mouvements sont presque tous revenus dans le membre supérieur ; plus de céphalalgie, ni de fourmillements, ni de crampes. La langue est légèrement embarrassée quand M. P. s'anime et veut parler vite. En un mot, l'amélioration dans l'état général et dans l'état local est considérable.

OBSERVATION VIII

Paraplégie à frigore. — M. R..., percepteur des contributions directes dans l'arrondissement de Béziers, 56 ans, d'un tempérament nerveux et d'une bonne constitution, vint à Balarue dans le mois d'août 1876. Passionné pour la chasse, il s'est exposé bien souvent à toutes les causes de refroidissements. Un jour entre autres, étant en sueur et poursuivant un lièvre blessé, il s'est mis dans l'eau et a traversé un bras de rivière. A partir de ce moment, il constata qu'il marchait moins bien et qu'il était plus vite fatigué, et lorsqu'il était resté quelques instants assis, il éprouvait une certaine gêne pour se lever. Il ressentait aussi depuis quelque temps des douleurs vagues erratiques dans les deux membres inférieurs, dans le dos; ces douleurs étaient constrictives, il les comparait à la compression d'une forte ceinture. Il n'y fit d'abord aucune attention, et les difficultés qu'il éprouvait, soit pour monter sur un mur, soit pour se lever, il les attribuait au progrès de l'âge. Mais ces douleurs devinrent de plus en plus fortes dans les membres inférieurs, et il finit par perdre la notion du sol. Il lui semblait qu'il marchait sur un terrain mou qui s'enfonçait sous son poids. Les mouvements de la marche devinrent de plus en plus pénibles, fatigants et douloureux, les jambes pliaient sous le poids du corps et la sensibilité s'émoussait. En même temps, le malade se plaignait de mouvements nerveux, involontaires, réflexes, surtout pendant qu'il était au lit. Les fonctions urinaires se troublèrent, la miction devint rare, et tous les symptômes de la rétention d'urine apparurent. On fut obligé de le sonder tous les jours. Enfin s'établit une constipation qui devint de plus en plus opiniâtre. Il fut soumis d'abord à un traitement consistant en frictions calmantes et en bains sulfureux. Plus tard on pratiqua des frictions stimulantes, on employa l'électricité, et on continua les bains sulfureux.

Malgré ces divers traitements, les symptômes augmentaient d'intensité, et le malade fut obligé d'aller à Amélie-les-bains pendant deux fois de suite, sans obtenir de grands changements dans son état.

A son arrivée à Balaruc, dans le courant du mois d'août 1876, on est obligé de le descendre de voiture, comme un corps inerte. Il lui est impossible de se tenir debout, les jambes plient sous le poids du corps : elles sont en coton, me dit le malade. La santé générale paraît excellente, l'embonpoint est considérable. A ma première visite, je constate l'insensibilité absolue des deux membres inférieurs ; je pince la peau et j'enfonce même des épingles dans les tissus sans occasionner la moindre douleur, le moindre mouvement. Il n'y a point d'atrophie musculaire, mais les chairs sont molles, flasques, décolorées, et toujours froides. Les mouvements sont complétement abolis dans toute la longueur des deux membres. Pendant la nuit, là où l'on pose le soir les membres inférieurs, ils restent ; on est obligé de temps en temps de changer le malade de position, pour empêcher la production des escharres au sacrum, ce qui est déjà arrivé, il y a quelque temps, et qui ont été guéries. Le malade ne se plaint que de douleurs vives, qui partent de la région lombaire et s'irradient en ceinture.

A ces symptômes de paralysie des muscles de la vie de relation viennent s'ajouter ceux de la paralysie des muscles de la vie organique. L'appétit est conservé, mais les digestions sont lentes, pénibles, l'intestin est très susceptible, la diarrhée est habituelle, les selles sont involontaires. En même temps la rétention d'urine a fait place à une incontinence complète. Le malade est toujours mouillé. Comme on le voit, la paraplégie est complète et de nature rhumatismale.

Je prescris : Bain général à 38° centigrades ; boisson à très petites doses.

Au bout de quinze jours de traitement, ce malade, qu'on était obligé de porter, peut se tenir debout en se cramponnant avec les mains aux barreaux de la grille du parc, les jambes ne plient sous le poids du corps qu'après une station debout de quelques minutes de durée ; en même temps les membres inférieurs ne sont pas aussi froids, on dirait que la circulation est devenue plus active dans ces parties.

J'augmente la durée du bain, et j'intercale quelques douches en pomme d'arrosoir le long du rachis et sur les membres supérieurs, et en jet en lance, en élevant la température, sur la région lombaire, le bassin et les membres inférieurs.

Le malade reste ainsi un mois environ à Balaruc, et tous les jours voit ses forces augmenter. En même temps, il constate qu'il est moins souillé par l'urine et les matières fécales, il peut être un peu plus maître de ces fonctions. En quittant la station, il a pris 16 bains et 8 douches.

Dans le courant du mois de décembre 1876, j'apprends, de la bouche même d'une personne très honorable de Montpellier, que M. R... est guéri. Je refuse de croire à une pareille nouvelle sans le voir, et quel n'est pas mon étonnement en voyant entrer dans mon cabinet ce malade, qui était un corps inerte il y a environ deux mois. Je le fais marcher devant moi, je n'en puis croire mes yeux. Il m'affirme même que, depuis un mois, il fait plusieurs kilomètres par jour pour les affaires de sa profession.

A le voir, on pourrait le croire guéri ; cependant il lui reste encore un peu de paralysie du côté de la vessie et du côté du rectum ; je l'engage à revenir à Balaruc pendant l'été prochain.

Il revient, en effet, en mai 1877. Tous les baigneurs qui l'ont vu l'année précédente et qui le revoient maintenant faire des promenades, quelquefois très longues, lui témoignent leur étonnement ; quant à moi, je n'ose en croire mes yeux ; il faut bien cependant se rendre à l'évidence, et constater que nous avons devant nous un de ces rares cas de guérison rapide. Le malade ne se plaint que de quelques symptômes de paralysie de la vessie et du rectum ; du côté de la vessie, le malade peut retenir ses urines, mais il n'est point maître du jet. Quand le besoin se fait fortement sentir, malgré les efforts les plus violents, il laisse s'échapper quelques gouttes d'urine, et quand la miction est terminée, il ne peut se débarrasser des dernières gouttes sans se souiller. Le malade se plaint encore d'une constipation opiniâtre alternant avec de la diarrhée.

Quant aux autres symptômes de paralysie, on peut dire qu'ils ont complètement disparu ; de temps en temps cependant, il ressent quelques douleurs erratiques dans le bassin et les membres inférieurs ; mais il n'y a plus de fourmillements, ni de mouvements réflexes, et la sensibilité est normale.

Depuis cette époque, le malade vient, tous les ans, passer quelques jours à Balaruc par reconnaissance. Il prend quelques

bains, quelques douches, boit un peu d'eau, mais on peut le
considérer comme complétement guéri.

OBSERVATION IX

Paraplégie traumatique. — M. P..., 32 ans, propriétaire dans
le département de Vaucluse, d'un tempérament sanguin et nerveux en même temps, très bonne constitution, a toujours joui
d'une excellente santé. Il y a trois ans environ, étant sur le siége
de sa voiture, fut précipité sur le sol d'une manière si malheu-
reuse, que le choc porta sur la région dorsale; violente contusion du dos, à la suite de laquelle le malade constata une certaine faiblesse dans les membres inférieurs, avec difficulté de
plus en plus croissante dans les mouvements de la marche; il
se plaignit également de douleurs très-vives en ceinture, partant
du point contusionné. En même temps, il était tourmenté, surtout pendant la nuit, par des mouvements convulsifs, involontaires, dans les membres inférieurs. Sensibilité légèrement
émoussée; sensation de froid et fourmillement dans les jambes.
Le malade fut traité par des émissions sanguines d'abord, ensuite
par des vésicatoires, et enfin par des frictions stimulantes.

Il arrive à Balaruc dans le courant du mois de juillet 1879;
je constate l'état suivant : paralysie presque complète de la
sensibilité et de la motilité dans les membres inférieurs; quelques mouvements réflexes, surtout pendant la nuit; pas d'atrophie musculaire, mais décoloration des tissus, avec tendance
manifeste au refroidissement; les grandes fonctions en général
se font bien, cependant il y a des alternatives de diarrhée et de
constipation opiniâtre; rien du côté de la vessie. Je prescris :
bain tempéré le matin, 33° centigr.; boisson, dose purgative;
bain de jambes. Trois ou quatre jours après le début du traitement, il me fait appeler pour juger de l'état des urines, qui l'a
très fort effrayé. Je constate, en effet, la présence d'une quantité considérable de sable rouge. Je tranquillise le malade, qui
voit, pendant tout le temps de la cure, les urines en contenir
une plus ou moins grande quantité.

Vers le huitième jour du traitement, le malade se plaint de
douleurs très vives le long des membres inférieurs, et de certains mouvements convulsifs, peu étendus, mais douloureux.

Je prescris : bain tempéré à 33°, plus courts et alternés, avec douche en pomme d'arrosoir sur la partie supérieure du corps, et en lance sur les parties inférieures ; boisson à dose purgative. Le malade se plaint toujours de la présence du sable rouge dans les urines, et ressent toujours les mouvements convulsifs. accompagnés quelquefois de crampes douloureuses dans les deux membres inférieurs. Je fais diminuer l'énergie et la durée de la douche, et le traitement est suivi pendant dix-sept jours. Le malade ne trouve pas une grande amélioration dans son état, si ce n'est que la sensibilité paraît être revenue, et, en examinant bien attentivement, je crois reconnaître quelques légers mouvements dans le sens de la flexion au genou et dans les doigts du pied du côté droit. Je recommande de revenir en octobre, si c'est possible. Il ne revint pas en octobre 1879, mais bien en mai 1880, dans un état bien amélioré. Les douleurs en ceinture ont disparu complétement ; la sensibilité générale est presque entièrement revenue dans les deux membres inférieurs, surtout du côté droit. La température est à peu près normale des deux côtés, et le malade n'a plus eu, même pendant l'hiver, cette sensation de froid dont il se plaignait. Les mouvements ont reparu, ils sont plus marqués à droite ; il ne se plaint presque plus des mouvements convulsifs ni des crampes. Les fonctions digestives sont bonnes ; il a cependant quelques alternatives de constipation opiniâtre ou de diarrhée, l'urine n'a plus charrié de sable depuis l'année dernière. Je prescris le même traitement, consistant en boisson d'eau minérale, à dose laxative; bain tempéré, alterné avec des douches en pomme d'arrosoir, ou en lance ; bain de jambes l'après-midi.

Au bout de quatre jours de traitement, le sable apparaît dans les urines, et en même temps, quelques mouvements convulsifs, tétaniques, se montrent dans les deux membres inférieurs.

Le traitement est continué pendant vingt jours, et lorsque le malade part de Balaruc le 3 juin, il se trouve dans un état d'amélioration tel, qu'il peut faire quelques pas en s'appuyant sur deux bras vigoureux. Il n'ose pas faire souvent l'essai, car, tout d'un coup et sans que rien ne le fasse pressentir, les deux jambes se raidissent par des mouvements convulsifs d'une intensité telle, que le malade serait renversé sur le sol s'il n'était pas vigoureusement retenu.

J'ai su, par une lettre qu'il m'a écrite en septembre 1880, que sa situation s'était considérablement améliorée.

OBSERVATION X

Paraplégie de cause syphilitique. — M. X., âgé de 32 ans, employé de commerce à Toulouse, d'une bonne constitution, mais d'un tempérament légèrement lymphatique, a contracté il y a 5 ans une syphilis dont l'évolution a été complète. A subi un traitement spécifique approprié à chaque période. Il y a 8 mois que les premiers symptômes de la paralysie dont il est atteint ont apparu, caractérisés par de la faiblesse dans les deux jambes; fourmillement, sensation de coton sous les pieds; paresse des organes génito-urinaires. Vint à Balaruc fin août 1876.

Voici ce que je constate : la démarche est très difficile, le malade se sert de deux béquilles, et encore est-il suivi de son frère qui le surveille de très près. Ne peut faire du reste que quelques pas ; les jambes ne peuvent le supporter. Tremblement, flaccidité musculaire des jambes et des cuisses. Les genoux plient sous le poids du corps. La station debout provoque des douleurs sourdes au bas des reins et autour de la ceinture. Fourmillements dans les deux membres inférieurs. Sensation de coton sans projection des pieds. La sensibilité est en général émoussée. La paralysie a envahi la vessie ; incontinence d'urine, qui oblige le malade à user d'un urinoir portatif. Digestions lentes, alternative de diarrhée inconsciente ou de constipation opiniâtre ; fonctions génitales endormies.

Je prescris : bains tempérés à 33° centigrades, de 30 à 45 minutes de durée. Boisson de 3 à 5 verres d'eau minérale le matin à jeun. Bains de jambes l'après-midi. Après une dizaine de jours d'un pareil traitement, j'ajoute les douches, que j'alterne le matin avec les bains généraux, et je continue le reste.

A son départ, le malade retient ses urines, c'est ainsi qu'il n'urine que trois ou quatre fois par jour et deux ou trois dans la nuit, mais chaque fois avec conscience. Les selles sont plus régulières. La marche est pénible, mais le malade constate néanmoins un peu plus de forces.

Revient en mai 1877. Le bien-être déjà constaté dans les fonctions digestives et urinaires s'est maintenu, il ne reste à combattre que la faiblesse des membres inférieurs, qui a bien diminué du reste, le malade peut marcher avec deux cannes. Les muscles des cuisses et des jambes ne présentent plus l'état de flaccidité de l'année dernière.

Je prescris dès le début le même traitement que l'année précédente ; mais, au bout de quelques jours, je lui fais subir les modifications suivantes :

Tous les matins une douche suivie de l'ingestion de 3 verres d'eau minérale. L'après-midi je remplace le bain de jambes par un bain entier de 25 à 45 minutes de durée, me promettant bien de surveiller attentivement l'action d'un traitement aussi énergique. Le malade, qui est jeune, ne se sent nullement fatigué et suit ce traitement pendant 25 jours. J'ai soin, bien entendu, de le laisser de temps en temps se reposer.

A son départ, les progrès ne paraissent pas être considérables; mais j'ai eu depuis des nouvelles de ce malade ; j'ai su qu'il était complétement guéri et qu'il avait repris ses occupations.

OBSERVATION XI

J..., 49 ans, d'une bonne constitution et d'un tempérament lymphatique, travaille, depuis 17 ans, dans les mines du département de l'Aveyron ; il est exposé depuis ce temps-là à l'humidité. Il s'est plaint, à plusieurs reprises, de douleurs très vives dans les reins et dans les membres, au niveau des grandes articulations, soit dans les bras, soit dans les cuisses et les jambes, de nature probablement rhumatismale. Dans le mois de février 1878, à la suite d'un éboulement, il reçoit une forte contusion dans la région des reins. A la suite de cet accident, il voit les forces diminuer dans les membres inférieurs, et cette faiblesse est accompagnée de fourmillements dans les deux membres, sensation de froid, troubles dans les fonctions urinaires et intestinales, caractérisés par une gêne dans la miction et par une constipation opiniâtre. On le soumet à l'usage des frictions toniques, stimulantes. On applique ensuite des vésicatoires le long de la colonne vertébrale, que l'on remplace ensuite par quelques pointes de feu.

Je le vois pour la première fois à l'hôpital de Balaruc, le 16 août 1878, et je constate : paralysie absolue de la sensibilité dans les deux membres inférieurs, qui sont toujours froids et décolorés. Le malade est insensible à des piqûres profondes, au côntact des corps chauds et froids, et a besoin, même à cette époque de l'année, d'être couvert d'une bonne couverture de laine. Quant aux mouvements, ils sont complétement perdus. Il n'y a pas d'atrophie musculaire. Je constate, enfin, une incontinence complète d'urine et une constipation opiniâtre.

Je prescris donc : bains à 35° centigrades ; boisson à dose purgative.

Dès les premiers jours, le malade ressent des démangeaisons à la peau dans les parties supérieures du corps, et il reconnaît en même temps qu'il n'a pas besoin de se couvrir autant les membres inférieurs.

Au septième jour de traitement, je prescris : bains à 35° centigrades, alternés avec douches en pomme d'arrosoir sur les parties supérieures, à cette température, et en jet en lance à une température plus élevée sur les membres inférieurs.

Vers le douzième jour de traitement, le malade trouve décidément qu'il a moins froid dans les membres inférieurs, surtout à gauche ; en même temps, la coloration de la peau est plus rosée, et il commence à se plaindre de douleurs fulgurantes dans ce membre, surtout à la région plantaire. Dans le membre inférieur droit, il ne ressent rien du tout, si ce n'est une moindre disposition au froid.

Le traitement est continué jusqu'au 15 septembre, et les phénomènes consécutifs sont toujours les mêmes. Au moment de son départ, je crois reconnaître quelques mouvements imperceptibles dans les orteils du pied gauche.

Le malade revient en mai 1879, et je constate une bien grande amélioration dans son état.

La sensation de froid a disparu dans les deux membres inférieurs, et la sensibilité est presque complétement revenue dans le côté gauche avec des mouvements peu limités, mais parfaitement visibles. Le côté droit est sensible, mais il est immobile. L'écoulement de l'urine n'est plus permanent, et le malade peut conserver ses urines pendant une heure environ. La constipation est moins prononcée. Je prescris le même traitement que l'année précédente, et j'ajoute les pédiluves.

Dès le troisième jour, la même excitation à la peau se reproduit et se manifeste par des démangeaisons et des douleurs superficielles. La coloration des tissus des membres inférieurs est plus rosée. Au bout de huit jours de traitement, les douleurs apparaissent dans les deux membres ; le côté droit, dont la sensibilité et le mouvement paraissent complétement abolis, devient le siège de douleurs très vives, et quelques mouvements imperceptibles se font voir dans les doigts du pied. Quand le malade quitte l'hôpital, le 15 juin, il rentre à l'hôpital de Montpellier pour attendre la saison du mois d'août.

Il revient, en effet, le 17 août. Son état est bien amélioré, il ne souffre pas, et il a conservé les mouvements dans tout le côté gauche et quelques légers mouvements dans tous les orteils du pied droit.

Les fonctions urinaires sont rétablies. La constipation a encore bien diminué. Il n'y a plus besoin d'avoir recours ni aux lavements, ni aux purgatifs. Il y a une selle tous les trois ou quatre jours.

Je prescris toujours le même traitement.

Les mêmes symptômes apparaissent au bout de quelques jours. Douleurs vives et rougeurs dans les membres inférieurs, démangeaisons à la peau. Les mouvements des membres, autrefois paralysés, sont plus faciles et plus complets. Vers les derniers jours de son séjour à l'hôpital, je le fais mettre debout, maintenu par deux infirmiers, et les genoux ne plient point sous le poids du corps. Nul doute que d'ici à peu de temps le malade ne puisse se tenir et même marcher.

Je regrette de n'avoir eu encore aucune nouvelle de ce malade, pendant l'année 1880 ; mais, d'après l'état dans lequel il se trouvait à son départ de Balaruc, tout me porte à espérer que ce malade est complétement rétabli.

OBSERVATION XII.

Paraplégie traumatique. — P. B., célibataire, âgé de 23 ans, domicilié à Agde, entre à l'hôpital de Balaruc pour la première fois, le 16 mai 1876. Aucun antécédent morbide à signaler dans sa famille. Il présente cependant les attributs de la diathèse strumeuse, dont les symptômes ont été assez légers depuis sa naissance.

En 1870, en conduisant sa charrette, il fut renversé par un coup de timon qu'il reçut dans les reins. Il y eut une forte contusion sans plaie. Malgré la douleur occasionnée par la violence du coup, il put se relever et continuer son travail pendant toute la journée. Le lendemain matin il ne put se lever et se plaignit alors de vives douleurs dans la région lombaire. Il resta ainsi pendant trois mois au lit, éprouvant une grande faiblesse dans les membres inférieurs et dans le bas du dos, chaque fois qu'il voulait essayer de se lever. Pour tout traitement, il se contenta de faire des frictions sur les points douloureux. Dans le courant du mois de juillet de cette année il put se lever, il voulut se livrer à ses occupations habituelles, mais ce fut en vain : il ressentit toujours de la faiblesse dans les membres inférieurs. Il se rendit aux bains de mer. Au retour, il reprit son travail, qu'il ne put faire sans éprouver de la douleur dans les reins, et il s'aperçut que la faiblesse des membres inférieurs allait en augmentant. Apparurent alors des fourmillements dans les cuisses et les jambes, et le tout accompagné d'une sensation de froid difficile à faire disparaître. La sensibilité diminua notablement. Étant couché, il pouvait encore remuer les jambes, les soulever un peu et même imprimer quelques légers mouvements aux doigts des pieds. Les fonctions digestives étaient normales, il y avait cependant de la constipation, qui durait habituellement huit jours. Il n'avait des garde-robes qu'à la suite de laxatifs ou de lavements. Rien du côté de la vessie. Les douleurs avaient cessé de se faire sentir, lorsque cinq mois après le début de l'accident, un abcès se manifesta au niveau de la région lombaire. Cet abcès s'ouvrit spontanément au bout d'un mois et donna issue à une très grande quantité de pus très liquide pendant cinq mois environ. Il n'est point sorti d'esquilles; d'après le malade, la cicatrice se fit très-lentement. Sa coloration aujourd'hui encore est violacée, et rappelle les cicatrices scrofuleuses. Deux mois après la cicatrisation de cet abcès, il s'en montra un second dans le pli de l'aine du côté gauche, qui se perça spontanément au bout de quinze jours, en donnant issue à du pus très-liquide. La cicatrisation de cet abcès n'est pas encore complète aujourd'hui 18 mai 1876, c'est-à-dire près de six ans après le début de la maladie. L'aspect en est blafard, le pus est séreux et peu abondant. Avant de venir à Balaruc, on fit une application de 8 cautères, le long de la colonne vertébrale.

Aujourd'hui, 18 mai, l'état général paraît satisfaisant; les fonctions respiratoires et digestives sont normales, sauf un peu de constipation. Le malade est constamment couché ; les membres inférieurs ne peuvent le supporter; les jambes se ployent sur le jarret s'il veut se maintenir debout, les talons venant se mettre en contact avec la partie postérieure des cuisses. La sensibilité est revenue, et ne présente aucune anomalie lorsqu'on applique sur les membres inférieurs un corps chaud ou froid. Les mouvements volontaires sont impossibles ; il ne peut soulever les membres inférieurs au dessus du lit, ne peut changer de position ; on est obligé, lorsqu'à la suite de contractions violentes et involontaires ils ont été déplacés, on est obligé, dis-je, de les remettre dans leur position normale, ce qu'il ne peut absolument pas faire. Les douleurs sont nulles. Le malade constate lui-même qu'il peut plus facilement qu'autrefois réchauffer ses membres inférieurs, et qu'ils ne sont pas si susceptibles aux sensations du froid.

Je constate donc une paraplégie, suite de traumatisme, sur un sujet entaché du vice scrofuleux. Je prescris donc l'eau de Balaruc à l'intérieur jusqu'à quatre verres par jour, et je soumets ce malade à un bain de piscine, d'une durée de 20 minutes, la température de l'eau devant être à 34° centigrades, on augmentera progressivement la durée de l'immersion jusqu'à 45 minutes. Je ne crains pas de porter la dose ingérée jusqu'à quatre verres, parce que je constate que, sous l'influence de l'absence complète de mouvements, il y a engraissement, bouffissure du sujet, et je désire avoir un effet laxatif pour m'opposer ainsi à l'exagération de la production du tissu adipeux. Au bout d'une dizaine de jours, le malade ressent quelques fourmillements et quelques douleurs modérées tout le long du membre droit. L'apparition de ces douleurs est accompagnée de légers mouvements dans les doigts du pied. Le malade commence également à pouvoir remuer en masse le membre de ce côté, sans pouvoir, cependant, plier la jambe sur la cuisse. Au moment de son départ, qui a lieu le 13 juin, les mouvements sont plus accentués dans tout le membre droit. En même temps les reins paraissent plus forts. Rien du côté du membre inférieur gauche. Le malade revient au mois d'août pour faire sa seconde saison, après avoir pris plus de deux mois de repos. L'état général est satisfaisant. Les grandes fonctions sont normales. Les mouvements commencent à se bien exécuter dans tout le membre droit. Les abcès sont complétements cicatrisés. Nous prescrivons traitement suivant : boisson, le matin, de deux à trois et même quatre verres,

qui sont très bien supportés. Douche en pomme d'arrosoir de
10 minutes de durée. Bain général dans une baignoire, car le
malade trouve que c'est un peu fatigant de rester assis dans la
piscine. Au bout de huit jours de ce traitement, le malade ressent
dans le membre inférieur gauche les mêmes douleurs qu'il a
ressenties au mois de juin dernier dans le membre inférieur du
côté droit; en même temps il peut imprimer quelques légers
mouvements aux orteils du côté gauche. Il continue son traitement jusqu'au 12 septembre. Au moment de partir, le malade
veut essayer un peu de se tenir sur ses jambes. Quelle n'est pas
sa joie lorsqu'il peut rester debout devant son lit, en se tenant
un peu avec les mains! les jambes peuvent le soutenir. Les
forces paraissent revenir, l'amélioration est notable.

J'ai vu depuis ce malade, qui est complétement guéri et qui a
pu reprendre son travail de cantonnier sur la route de Montpellier à Agde.

OBSERVATION XIII

Paraplégie à frigore. — P. garde champêtre, âgé de 52 ans,
a toujours joui d'une bonne santé. Il y a quatre ans environ,
après une journée de fatigue, pendant laquelle il resta longtemps exposé au soleil, il se mit sous un arbre pour se reposer.
Le corps étant recouvert de sueur, il s'allongea dans un pré
nouvellement fauché. Il ne tarda pas à s'endormir, et il resta
ainsi pendant deux ou trois heures. Quand il se réveilla, il se
sentit saisi par la fraîcheur; en même temps, il se plaignit d'une
violente douleur dans la région lombaire, s'irradiant en forme
de ceinture et rendant la marche très pénible. Il put, enfin, rentrer chez lui, où il se coucha. Les douleurs persistèrent pendant
une quinzaine de jours, en diminuant progressivement. Lorsqu'il
voulut se lever pour reprendre ses occupations, il constata une
grande faiblesse dans les membres inférieurs; en même temps
les fonctions urinaires se troublèrent tellement, qu'on fut obligé
de sonder plusieurs fois le malade pour combattre la rétention
d'urine dont il se plaignait. A la suite d'un traitement approprié,
ces divers symptômes disparurent; mais à partir de ce moment,
il ressentit des fourmillements dans les deux jambes, il était
plus facilement fatigué, et se plaignait d'avoir la même sensation

que s'il marchait sur un tapis. La sensibilité dans les membres inférieurs diminua de jour en jour, et les mouvements devinrent de plus en plus pénibles. Ces phénomènes duraient encore lorsqu'il entra à l'hôpital de Balaruc, dans le courant du mois de mai 1876. L'état général paraissait alors satisfaisant, les fonctions générales s'exécutaient bien ; l'appetit était bon, il y avait seulement de la constipation ; il était obligé de se purger souvent, ou d'avoir recours aux lavements pour avoir des garde-robes. Il restait encore quelque faiblesse dans les fonctions des voies urinaires. Il n'était pas maître des dernières gouttes d'urine pendant la miction. A l'interrogatoire que je lui fais subir, il me répond qu'il ressent encore des douleurs dans la région lombaire, surtout quand on explore la partie. Cette douleur paraît être exaspérée par le contact des corps froids ; il ressent encore des fourmillements dans les deux membres inférieurs, qui ne peuvent pas le soutenir ; il y a quelques mouvements de flexion subite ou involontaire, accompagnés alors de fourmillements plus pénibles. Le malade a toujours froid aux deux jambes, il est obligé de les tenir presque constamment couvertes. La sensibilité est un peu diminuée, et si on applique le compas de Weber sur la peau, il ne se rend pas un compte bien exact du contact des deux pointes de l'instrument. Les mouvements volontaires sont presque nuls. Lorsque, étant assis, il veut changer une jambe de place, il est obligé de se servir de ses bras pour exécuter ce changement ; il peut cependant imprimer de légers mouvements aux doigts du pied de chaque côté. Quand on le met debout, si on ne le tient pas vigoureusement, les genoux sont pliés par le poids du corps, et il ne se rend pas bien compte de la solidité du sol. Mes jambes sont en coton, me dit-il. D'après ce qui précède, je constate une paraplégie *à frigore*.

Je prescris donc un bain à température modérée de 34° centigrades, et j'engage le malade à séjourner dans la piscine pendant trois-quarts d'heure ; l'après-midi, je le soumets à une douche en pomme d'arrosoir, de cinq à dix minutes de durée, en ayant le soin d'en élever la température, lorsque l'eau est projetée sur les parties inférieures. J'engage le baigneur à ne point insister *loco dolenti*. En même temps je prescris tous les jours deux ou trois verres d'eau thermale en boisson, et j'augmente progressivement jusqu'à l'effet purgatif. Cet effet obtenu, je diminue pendant trois jours la quantité de l'eau ingérée, pour revenir à la même dose le quatrième, et ainsi de suite. Au bout de 17 jours de traitement, le malade, après avoir ressenti des douleurs plus vives dans les lombes et dans les membres paralysés, essaie de se tenir debout, en s'appuyant sur l'épaule du baigneur. Sa joie est très grande quand il voit que ses jambes ne ployent plus sous le poids du corps. En même temps il constate qu'étant allongé, il peut imprimer quelques légers mouvements aux deux membres inférieurs, ils sont toutefois bornés. Je l'engage à revenir dans le mois de septembre pour faire une seconde saison.

Il revient, en effet, le 17 septembre 1876 ; son état est bien amélioré, il ne ressent plus de douleurs, ni dans les lombes, ni dans les membres inférieurs, n'a plus ressenti de fourmillements ni de mouvements convulsifs. La constipation est moins opiniâtre ; les fonctions urinaires sont presque normales. Il peut rester debout sans qu'on le tienne, en s'appuyant sur le lit avec les mains.

Je prescris donc, le matin : eau thermale en boisson, deux à trois verres, bains de piscine de trois quarts d'heure ; et le soir, douche de dix minutes de durée. L'amélioration persiste, plus de douleur ni de fourmillements ; le malade peut rester debout, il essaie avec succès de faire quelques pas dans la chambre, en donnant le bras à deux infirmiers. Il se sent solide, les genoux ne ployent plus ; il n'a plus la sensation qui lui faisait supposer que le sol s'affaisait sous son propre poids ; la constipation est vaincue, tout annonce une amélioration notable dans l'état général et dans la sensibilité et la motilité des membres inférieurs.

OBSERVATION XIV

Ataxie locomotrice progressive. — *Anémie.* — M. C., banquier dans le département de la Charente-Inférieure, a commencé à éprouver, il y a trois ans, les symptômes qui le conduisent à Balaruc. Le début de la maladie a été assez insidieux. Il y a quelques années, sous l'influence de chagrins de famille et de pertes d'argent, M. C. tomba dans un état d'affaiblissement tel, que sa famille et ses amis en eurent de grandes inquiétudes. Il ne mangeait plus, digérait difficilement, maigrissait constamment ; aussi céda-t-il son cabinet pour aller habiter Paris et s'y faire traiter. Pendant ce temps, M. C. s'aperçoit que les jambes deviennent de plus en plus faibles ; à la moindre marche il était très fatigué et craignait toujours que, la faiblesse augmentant, elles ne pussent plus le soutenir. Il est surpris un jour par la pluie, et il la supporte pendant un bon moment sur le dos ; il rentre chez lui, et se plaint, quelques jours après, d'une violente douleur dans la région lombaire ; cette douleur lui fait tout le tour de la taille en forme de ceinture, et le resserre au point, dit-il, de gêner la respiration. En même temps la faiblesse des jambes augmente et se complique de douleurs fulgurantes, d'abord assez éloignées les unes des autres, mais qui finissent par devenir plus fréquentes ; enfin, tremblement dans les membres inférieurs, surtout après la marche ; la sensibilité de ces parties diminue tellement, qu'il semble à M. C., lorsqu'il est debout, qu'il se trouve sur un terrain détrempé, dans lequel il s'enfonce.

Je le vois, pour la première fois, à Balaruc, vers la fin de juillet, et voici ce que je constate : l'état général de M. C. ne me paraît pas satisfaisant ; le teint est pâle, décoloré, il y a un certain degré d'émaciation ; il est découragé. Les sens sont intacts. Les fonctions digestives lentes, paresseuses ; il y a de la constipation. La miction se fait bien, et même sans que le malade soit obligé de porter la vue sur le jet d'urine pour être certain de l'expulsion. Lorsque M. C. veut se lever de dessus son siège, sans faire de grands efforts, il est obligé de s'appuyer sur les bras du fauteuil, de prendre à une ou deux reprises l'élan pour se mettre debout ; c'est alors qu'il ressent la douleur en ceinture dont j'ai parlé ; une fois qu'il est debout, il n'y a que le premier pas qui est fait d'une manière presque inconsciente ; on dirait qu'il est la conséquence de l'élan pris pour se soulever. Quand M. C. marche, il projette légèrement les deux pieds, il regarde le sol ; il peut faire, cependant, quelques pas en regardant en face de lui, mais sitôt qu'il est seul, il fixe ses pieds. Il n'y a aucun trouble dans les membres supérieurs. Malgré ces divers troubles de la motilité dans les membres inférieurs, il m'est facile de m'assurer que la contractilité musculaire est intacte. Je cherche à résister aux mouvements d'extension qu'il imprime à la jambe gauche, et c'est avec beaucoup de difficulté que je résiste. Nous ne voyons pas ici tous les symptômes complets de l'ataxie locomotrice confirmée ; nous en constatons seulement le principal, le défaut de coordination dans les mouvements des membres inférieurs. Ce qui me frappe surtout quand je veux prescrire le traitement, c'est le degré d'anémie très prononcé que je constate chez M. C., et voici comment je l'institue :

Je prescris, tous les matins, eau thermale de Balaruc en boisson, par quart de verre jusqu'à concurrence de deux verres. J'ai le soin, tous les cinq jours environ, d'en augmenter la dose ce jour là pour avoir un effet purgatif, espérant ainsi obtenir un effet révulsif sur le tube digestif, dont je cherche également à régulariser les fonctions. Un bain général à température modérée, 33° centigrades, de 20 minutes pour commencer, et aller progressivement en augmentant la durée, qui ne dépasse pas, en général, 40 minutes. Un bain de jambes toutes les après-midi, à 40° centigrades, comme révulsif et en même temps tonique sur les membres inférieurs, dont j'espère régulariser les fonctions musculaires. A la suite de ce traitement tonique, légèrement laxatif et révulsif, l'état général est bien meilleur, l'appétit devient bon, les digestions se font bien, le teint devient plus frais et la teinte blafarde fait place à une coloration un peu plus animée. Les douleurs fulgurantes et les douleurs lombaires ont diminué d'intensité et de fréquence ; M. C. se sent plus solide sur les jambes, il n'a plus la sensation de mollesse du sol. On peut dire qu'il y a une amélioration notable dans l'état général ; l'état local laisse encore à désirer, mais le tremblement des membres inférieurs a bien diminué, et nul doute que si rien ne vient compliquer l'état morbide, M. C. ne retrouve la santé après avoir fait plusieurs saisons à Balaruc.

OBSERVATION XV.

Paraplégie à frigore. — Cette observation ressemble beaucoup à une des précédentes (Obs. VIII), et les résultats du traitement ont été aussi étonnants par leur rapidité.

M. S..., 24 ans environ, d'un tempérament lymphatique, d'une bonne constitution, fils d'un père rhumatisant, a eu, il y a quelque temps, quelques douleurs bien légères de rhumatisme. Aucun antécédent spécifique à noter, ni aucun excès en aucun genre.

En 1875, étant militaire, il assiste aux grandes manœuvres d'automne, il ressent une très-grande fatigue, en même temps douleurs dans les lombes et les membres inférieurs ; il est traité à l'hôpital comme rhumatisant et sort complétement guéri.

En 1878, nouvelles manœuvres d'automne, il est obligé de camper pendant plusieurs nuits ; grandes fatigues et renouvellement de ces douleurs, qui le forcent à entrer de nouveau à l'hôpital. Il se plaint d'une très vive douleur en ceinture, constrictive ; de mouvements convulsifs, involontaires, dans les membres inférieurs, accompagnés d'une diminution progressive des forces et de la sensibilité. En même temps, il se plaint d'un trouble dans les fonctions urinaires et d'une constipation opiniâtre. Je vois le malade à Balaruc pour la première fois en juin 1878, et je constate l'état suivant : perte absolue de la motilité et de la sensibilité dans les deux membres inférieurs ; je puis pincer la peau et enfoncer des épingles dans les tissus sans faire naître aucune douleur, aucun mouvement réflexe. Les chairs sont molles, flasques, décolorées, froides. La station debout est complétement impossible : il y a, en effet, paralysie complète, absolue, de la moitié inférieure du corps. Le malade est complétement inerte et reste constamment allongé dans son lit.

L'appétit est conservé, les digestions se font bien, mais il y a une constipation opiniâtre, le malade ne peut soulager l'intestin que par des lavements ou des purgations fréquentes. Les fonctions urinaires sont troublées ; il y a de la rétention d'urine, qui fait que la vessie ne se vide jamais complétement, il urine souvent par regorgement.

Je prescris : bain tempéré ; boisson à dose purgative.

Ce traitement est suivi pendant quelques jours, mais j'intercale bientôt des douches en pomme d'arrosoir le long de la colonne vertébrale, et en jet en lance sur les membres inférieurs, en élevant la température ; en même temps, je prescris des douches ascendantes rectales pour combattre la paralysie intestinale.

Ces divers traitements sont suivis pendant 20 jours environ. Après ce laps de temps, il semble au malade qu'il pourrait se tenir debout ; la sensibilité paraît revenir aux membres inférieurs. Je le fais soutenir par deux baigneurs au-dessous des bras ; les jambes plient sous le poids du corps, mais elles exécutent quelques mouvements désordonnés. Enfin, après 35 jours de traitement et d'essais divers pour se tenir debout, le malade peut faire quelques pas dans sa chambre soutenu par les deux baigneurs. Le jour de son départ, il peut faire quelques pas dehors avec l'aide de son père et de sa mère. Il revient en septembre 1878 : quel n'est pas mon étonnement et celui des autres personnes qui l'avaient vu, en juin dernier, allongé, immobile dans son lit, et sur le compte duquel tout le monde s'apitoyait, vu son jeune âge, de le voir marcher tout seul et faire quelques promenades dans le parc. La sensibilité et la motilité sont complétement revenues, il ne reste qu'un peu de faiblesse et d'hésitation dans la marche. Les fonctions urinaires sont complétement rétablies, il ne reste que la constipation, qui est vraiment opiniâtre.

Je prescris : bain tempéré le matin, alterné avec une douche ; boisson d'eau minérale à dose purgative.

Au bout de 25 jours, le malade quitte l'Établissement dans un état très-satisfaisant. L'eau en boisson n'ayant pas vaincu la constipation, j'ai dû ajouter au traitement quelques douches ascendantes rectales. Une particularité qui a lieu de me surprendre, c'est que chez ce malade, j'obtenais plus facilement la première année des effets purgatifs avec 3 à 4 verres d'eau minérale, tandis que la seconde saison, 5 et 6 verres ne suffisaient plus, et je fus même obligé d'ajouter 30 grammes de sulfate de magnésie dans le premier verre. Est-ce le fait de l'accoutumance ? Quoi qu'il en soit, avant de partir de Balaruc, le malade dansa un quadrille sans se fatiguer ; son état pouvait être considéré comme très-satisfaisant. Depuis lors, M. S... est revenu plusieurs fois à Balaruc, je l'ai toujours soumis à l'usage des bains alternés avec les douches, j'ai toujours prescrit l'eau minérale en boisson à dose purgative, et j'ai toujours été obligé d'avoir recours aux douches ascendantes rectales, pour vider complétement l'intestin.

La guérison est complète, et M. S... a repris ses occupations commerciales.

OBSERVATION XVI

Paralysie et atrophie musculaires suites d'intoxication saturnine. — Edmond B., peintre en bâtiments, âgé de 43 ans, a eu à plusieurs reprises des coliques saturnines. La dernière atteinte remonte à quatre ans environ. Elle était caractérisée par une violente douleur abdominale exaspérée à la moindre pression, le ventre était plutôt rétracté sur lui-même que ballonné, il y avait alors une constipation opiniâtre. Le malade fut soumis à un traitement rationnel ; les douleurs disparurent, et il put reprendre son ancien métier. Depuis cette époque, il se plaint d'une faiblesse allant toujours en augmentant dans les membres inférieurs, surtout dans les parties antérieures des cuisses et des jambes ; il ne peut rester quelque temps debout sans que ses membres inférieurs soient pris d'un léger tremblement. Les mêmes phéno- mènes morbides ont apparu dans les membres supérieurs, dans le courant de l'année 1875, et voici l'état dans lequel je le trouve le 19 mai 1876 : La face est maigre, jaunâtre, présentant un teint cachectique, les fonctions digestives sont lentes, paresseuses, il y a un peu de susceptibilité du côté des intestins, avec consti- pation qui dure quatre à cinq jours. La marche est assez facile, cependant elle est accompagnée de légers tremblements ; la sensibilité est conservée dans les membres inférieurs, seulement le malade fait bien attention où il pose les pieds, et il a toujours peur de se laisser tomber, ce qui prouve bien un certain degré de faiblesse ; il a cependant la notion de la solidité du sol. Dans les membres supérieurs il n'y a, à proprement parler, aucun trouble de la sensibilité, quelques douleurs erratiques cependant se font sentir d'une manière intermittente aux coudes et aux épaules. Les mains sont dans la flexion, la gauche est plus fléchie que la droite, et il lui est bien difficile de la redresser, tandis qu'il peut étendre plus facilement la main droite. Les mêmes phénomènes de paralysie se manifestent aux bras, mais à un degré bien moins grand. Le tout est, enfin, accompagné d'un peu d'atrophie du membre en général, surtout du côté gauche.

Je prescris l'usage de l'eau de Balaruc à dose purgative ; le malade en prend au maximum 6 verres, et la constipation est vaincue. Je prescris en même temps un bain de piscine à pren- dre le matin (34° centigrades) et une douche générale dans l'après-midi. Ce traitement est suivi pendant vingt jours. Le malade se sent plus solide sur les jambes, sa marche est plus sûre, il peut même marcher sans regarder le sol ; les tremble- ments paraissent être moins fréquents. Les douleurs du ventre n'ont plus reparu. Il n'y a pas un bien grand changement dans l'état des membres supérieurs ; cependant l'avant-bras paraît s'étendre un peu plus sur le bras et la main sur l'avant-bras, surtout du côté droit.

Le malade revient au mois de septembre, son état général est satisfaisant, l'amélioration survenue pendant la saison précédente dans les membres inférieurs et dans le membre supérieur droit ne s'est pas démentie. Je le soumets encore à l'usage interne de l'eau minérale, il en prend 3 ou 4 verres par jour ; la constipation a définitivement cédé. Je fais alterner l'usage des boues minérales avec les bains de piscine suivis de douches générales. Au bout de 20 jours de traitement, le malade part dans un état très sensiblement amélioré ; l'état général est très satisfaisant : plus de symptômes de cachexie, ni de coliques, ni de troubles des fonctions digestives. La marche est normale. Les mouvements du bras droit sont presque rétablis, et l'amaigrissement a disparu de ce côté. Tous les symptômes ont diminué du côté gauche. Nul doute que cette année, 1877, si le malade passe deux nouvelles saisons auprès de nos eaux, nous n'arrivions à une guérison complète.

OBSERVATION XVII

Entorse. — Atrophie musculaire. — C., âgé de 13 ans, d'un tempérament scrofuleux et d'une constitution frêle et délicate, a eu, dans son enfance, toutes les manifestations légères de la diathèse strumeuse : gourmes, engorgements ganglionnaires, etc., etc. Il y a trois ans, en s'amusant avec ses camarades, il fit une chute qui fut suivie d'une entorse de l'articulation tibio-tarsienne droite. Depuis lors, faiblesse dans tout le membre inférieur ; l'enfant ne peut pas courir sans se laisser plusieurs fois tomber. Les mouvements de l'articulation sont gênés, il ne peut sauter sur un seul pied sans se laisser choir ; lorsqu'il veut marcher vite, si l'enfant n'y prend garde, la pointe du pied est fortement tournée en dedans, tellement qu'elle vient embarrasser le pied gauche, ce qui amène fatalement de nombreuses chutes, souvent suivies de diastasis. En examinant le membre, on constate une laxité plus grande dans l'appareil tendineux avec un certain degré d'atrophie musculaire. Le malade est conduit à l'hôpital de Balaruc, pour la première fois, au commencement du mois de mai 1876. Je prescris : tous les matins, à prendre par petites gorgées, jusqu'à concurrence d'un demi-verre, l'eau de Balaruc. Sur l'articulation malade et sur la jambe, je fais appliquer les boues minérales pendant trois quarts d'heure environ, et je fais suivre cette application de boues d'une douche générale, en ayant le soin de faire insister sur le membre et l'articulation malade ; sous la douche, le baigneur pratique le massage. Sous l'influence de ce traitement, général et local en même temps, prolongé pendant 22 jours, l'état général devient meilleur, le teint est plus coloré, et il se manifeste un léger accroissement dans le volume des muscles de la région postérieure de la jambe malade. L'articulation paraît plus solide, et les chutes sont moins fréquentes. La marche est plus facile, l'enfant peut se soutenir sur un seul pied. J'ai l'occasion de voir ce malade dans l'intervalle des deux saisons balnéaires, et le mieux a persisté. J'engage, malgré cela, les parents à me l'envoyer dans le mois de septembre.

A cette époque, je prescris le même traitement ; le mieux a persisté, et au bout de 20 jours de séjour à Balaruc, l'articulation paraît plus solide, l'enfant marche et court sans se jeter à terre ; il peut mieux relever la pointe du pied et la porter directement en avant. Les muscles de la jambe ont bien certainement augmenté de volume.

OBSERVATION XVIII

Gravelle urique. — M. A..., 58 ans environ, propriétaire à Puisserguier, vient à Balaruc en juin 1878, pour accompagner sa femme, atteinte de paralysie. En causant avec lui, il me raconte qu'il est atteint de gravelle, et qu'il va, depuis quelques années, à la Preste pour combattre cette affection. Ayant devers moi deux observations de gravelle urique traitée avec succès à Balaruc, je l'engage vivement à faire usage de cette eau, en me basant sur les observations, déjà anciennes, de Pouzaire, en l'an VIII, et sur deux observations recueillies par mon prédécesseur médiat, M. le Dʳ Crouzet. Je lui prescris l'eau en boisson à dose purgative, alternée avec des doses altérantes. Bains tempérés alternés avec des douches ; mais j'insiste principalement sur la boisson, et le malade ne dépasse jamais la dose de 3 à 4 verres.

Vers le 4ᵉ jour, le malade constate dans les urines une très grande quantité de sable rouge, ressemblant à de la brique pilée. Je le fais uriner sur un linge tendu sur un vase en guise de tamis, et nous pouvons recueillir ainsi un très grande quantité de ce sable.

Vers le 8e jour, le malade ressent une cèrtaine douleur dans le canal, et dans un jet d'urine, il sort un gravier, puis deux et même trois de suite, de la grosseur de la tête d'une forte épingle. Malgré ce bon résultat, le malade interrompt le traitement et part subitement de Balaruc, appelé chez lui par ses affaires, promettant bien de revenir.

Il revient, en effet, en mai 1879, et m'apporte une petite boîte dans laquelle il me montre des calculs qu'il a rendus pendant l'hiver dernier, à la suite du premier traitement et de celui que je lui ai conseillé de suivre chez lui, par l'eau de Balaruc en boisson.

Il m'apporte en même temps, comme je l'en avais prié, une autre boîte dans laquelle il recueillait les calculs qu'il rendait après l'usage de l'eau de la Preste. Je constate que les premiers, ceux rendus après l'usage de l'eau de Balaruc, sont plus friables, se brisent très facilement; il sont rugueux, paraissent plus poreux, alors que ceux qu'il rendait auparavant sont durs, polis et d'un blanc très brillant.

Je lui fais suivre le même traitement, et toujours apparaissent les mêmes phénomènes : d'abord, issue très considérable de sable rouge, que je recueille sur mon crible improvisé, et puis, issue de calculs plus ou moins gros. Un jour, le malade en rend un ovale, aux deux extrémités très pointues, de la grosseur d'un noyau d'une petite olive, et toujours présentant les mêmes caractères de friabilité et de porosité.

A ce sujet, le malade me raconte que l'hiver dernier, alors qu'il était en traitement, il ressent qu'un calcul s'est arrêté dans le canal, il retient les urines et fait un effort pour l'expulser, efforts inutiles. Pendant que l'on va chercher un médecin, le malade saisit le calcul entre ses doigts, et le brisa très facilement. Les débris furent expulsés par un flot d'urine sanguinolente. Depuis lors, M. A... se rend tous les étés à Balaruc, suivre une ou deux saisons par an, et trouve une certaine amélioration dans son état. Cette action de l'eau de Balaruc sur la gravelle urique a déjà été reconnue depuis très longtemps et me paraît digne d'attirer sur elle l'attention des praticiens.

OBSERVATION XIX

Goutte et Gravelle. — M. le Comte de B..., de Périgueux, 64 ans, propriétaire, fils et petit-fils de goutteux, a souffert pendant sa jeunesse de douleurs très vives dans les grandes comme dans les petites articulations, que l'on a traitées comme étant de nature rhumatismale, et a été souvent envoyé pour cela dans les Pyrénées et enfin à Aix-les-Bains. Vint à Balaruc, il y a déjà quelque temps, pour y accompagner une de ses parentes atteinte d'hémiplégie, et voulut boire de l'eau pour combattre la constipation dont il se plaignait. Depuis 5 ans environ, la goutte s'était franchement manifestée par des douleurs excessivement vives; et le malade constata lui-même que pendant l'hiver qui suivit son voyage à Balaruc, la crise qui revenait tous les ans vers la même époque, avait été et plus courte et moins douloureuse.

Il vient à Balarc en 1876, me fait part de son observation et me demande s'il y a inconvénient pour lui, étant goutteux, de boire de cette eau ; je l'engage à faire un traitement consistant à boire, tous les matins à jeun, de 3 à 6 verres au maximum.

Au bout du quatrième jour de traitement, le sable rouge apparaît très abondant dans les urines, et l'effet purgatif est très considérable à la dose de 5 verres d'eau. Ce traitement est suivi et très bien supporté par le malade, qui ne se plaint que d'un violent appétit.

Vers le 10ᵉ jour du traitement, il ressent les atteintes de colique néphrétique. Ces douleurs, qu'il reconnaît pour les avoir souvent ressenties, sont accompagnées de l'expulsion d'une très grande quantité de sable et même de petits graviers gros comme la tête d'une épingle.

Le malade part après 25 jours de traitement, dans un état de santé très satisfaisant.

Bon appétit. Digestions faciles, constipation moins opiniâtre et enchanté de l'expulsion de ce sable et de ces graviers.

Revient en mai 1877, l'amélioration dans l'état général s'est maintenue. Le malade s'est soumis chez lui à un traitement par l'eau de Balaruc en boisson, et chaque fois qu'il en a bu, il a constaté la présence du sable rouge dans les urines. Les accès de goutte qu'il a eus pendant la mauvaise saison ont été bien moins forts et plus courts. Suit le même traitement, qui est accompagné des mêmes phénomènes.

Revient en mai 1878, et se trouve très bien de l'usage de l'eau de Balaruc prise en automne dernier chez lui, après la saison qu'il a passée auprès de la source ; il constate que les accès de goutte sont bien moins longs et moins douloureux.

Ne vient pas en 1879, et dans une lettre qu'il m'écrit pendant l'hiver de cette année, il gémit de n'avoir pas suivi de traitement au printemps dernier, il souffre beaucoup et est obligé d'employer les narcotiques pour endormir les douleurs, qui sont très vives.

Est venu en 1880, et je le soumets au même traitement, qui consiste à boire tous les matins de 3 à 6 verres suivant les effets obtenus ; au bout de quelques jours, les mêmes phénomènes apparaissent : d'abord issue d'une très-grande quantité de sable rouge, ensuite quelques graviers friables, terreux.

OBSERVATION XX

Rhumatisme, état bilieux. — M. B..., 36 ans, tempérament lymphatique, constitution bonne, propriétaire à Béziers, a présenté dès son enfance tous les symptômes du lymphatisme, pour lesquels il a été envoyé aux bains de mer. Plus tard, il a eu, à plusieurs reprises, des atteintes de rhumatisme ; il en a même eu une de rhumatisme articulaire aigu, qui fort heureusement n'a point porté son action sur le cœur. A été pour cela envoyé à Aix-en-Savoie. A la suite de ces divers traitements balnéothérapiques, a constaté une certaine amélioration dans son état morbide.

Pendant l'hiver 1878, nouvelle rechute, compliquée de quelques manifestations de nature scrofuleuse, telles que : gonflement ganglionnaire au cou ; légère suppuration derrière les oreilles. Les médecins lui conseillent alors de faire usage des eaux chlorurées sodiques.

Vient à Balaruc le 5 mai 1879. Je constate tous les attributs du tempérament lymphatique, et en même temps, douleurs de nature rhumatismale dans tout le membre inférieur droit. Trois points sciatiques très douloureux, un au niveau du point d'émergence du sciatique de dessous les fessiers ; un autre au jarret, s'irradiant dans le mollet, et enfin un troisième au niveau de la malléole externe. La marche est pénible et expose le malade à des crampes très-douloureuses qui se correspondent dans tout le membre, et qui le forcent, quand elles se manifestent, à conserver la position dans laquelle se trouve le membre malade. Les douleurs sont plus intenses pendant la nuit. Le patient est obligé de sauter à bas du lit et de se promener dans la chambre. A la suite de ces insomnies, la santé générale paraît atteinte, les fonctions digestives sont paresseuses. Le malade se plaint beaucoup d'embarras gastrique avec nausées et de quelques vomissements le matin. Les matières vomies sont jaunes et amères, la bouche est ordinairement mauvaise, il y a dégoût, inappétence, et les digestions sont lentes, suivies de constipation.

Je prescris : boisson à dose purgative de 3 à 5 verres d'eau minérale, le matin à jeun ; bains à 36° centigrades alternés avec douches générales.

Au bout du 4° jour, le malade se plaint de douleurs plus vives dans tout le membre inférieur, et les crampes n'ont pas diminué ni de fréquence, ni d'intensité. Les selles sont abondantes, liquides, et présentent tous les caractères de l'état bilieux. L'appétit paraît se ranimer un peu.

Je prescris : applications de boues minérales sur tout le membre inférieur droit, suivie, ou d'un bain à 36° centigrades, ou d'une douche, et je continue la boisson à dose purgative.

Au bout de quelques jours de ce traitement, le malade est purgé très-abondamment ; la face, de jaunâtre, devient plus blanche, et l'appétit devient meilleur. Les crampes sont moins fréquentes, et le malade paraît moins souffrir. Ce traitement est continué encore, mais les selles deviennent tellement abondantes et l'affaiblissent tellement que je suis obligé d'arrêter l'effet purgatif ; il cesse l'usage de l'eau en boisson.

Au bout de 20 jours de traitement, M. B... quitte Balaruc ; le faciès est blanc pâle, et ne présente plus la teinte subictérique qu'il avait à son arrivée. Les fonctions digestives sont bonnes, l'appétit est revenu, il n'y a presque plus de constipation à la suite de ce flux intestinal qui m'a forcé à suspendre le traitement interne. Les douleurs sont moins vives, et le malade peut rester dans son lit une grande partie de la nuit.

Revient en septembre 1879. Pendant les fortes chaleurs de l'été, M. B... a habité la campagne, et les forces sont revenues progressivement. Les fonctions digestives se sont maintenues en très bon état, les douleurs sont bien supportables, et M. B... peut rester au lit pendant toute la nuit, et même dormir. Les crampes ont tout à fait disparu.

Je constate donc une grande amélioration dans l'état général, de même que dans l'état local. Je prescris : application de boues minérales, suivie d'un bain ou d'une douche ; boisson d'eau minérale à dose altérante, 1 verre tous les matins pris par gorgées.

Au bout de quelques jours, les douleurs reviennent un peu plus fortes, ce qui effraye le malade, et il se manifeste aussi un peu de diarrhée. Je persiste à faire suivre le même traitement, et je le tranquillise de mon mieux. Les douleurs diminuent peu à peu, il peut faire quelques promenades un peu longues, sans trop souffrir.

Les nuits sont très bonnes. Le malade part, après 25 jours de traitement, dans un état très satisfaisant. L'état bilieux et l'embarras gastrique sont complétement guéris, grâce à ce flux intestinal très abondant. Quant à la sciatique, les douleurs qui persistent sont très peu intenses et ne l'empêchent pas de faire des courses longues. Le sommeil est très bon, et la santé générale paraît s'être complétement rétablie.

OBSERVATION XXI

État bilieux. — Pléthore abdominale. — M. l'abbé S...., 38 ans. Tempérament lymphatique bilieux ; a eu une enfance maladive et présentait tous les attributs de la diathèse lymphatique scrofuleuse, engorgement ganglionnaire, éruptions cutanées diverses, etc., etc., pour lesquelles il a été bien souvent aux bains de mer.

M. l'abbé S... habite depuis longtemps les pays orientaux et est soumis à des températures très élevées. Après quelques années de séjour dans les pays chauds, se plaint de troubles dans les fonctions digestives, et sa santé reste chancelante pendant longtemps. Dans un de ses voyages en France, va faire une saison à Vichy, s'en trouve bien. Retourne après dans les pays chauds, et ne tarde pas, après un autre séjour de quelques mois, à présenter de nouveau les mêmes symptômes. Sous l'influence d'une violente émotion, ceux-ci reprennent une plus grande intensité. En même temps, le malade présente quelques troubles du côté des fonctions du système nerveux, caractérisés par un affaiblissement dans les membres inférieurs.

Il rentre en France et se rend à Bordeaux, son pays natal. Là on lui conseille de venir faire une saison à Balaruc.

Il arrive pour la première fois en septembre 1878, et je constate l'état suivant : La face est jaune safran, les sclérotiques sont jaunes sales, la langue est jaunâtre mauvaise ; il y a de l'inappétence, les digestions sont lentes, paresseuses, il y a de la constipation. En même temps le malade se plaint de douleurs vives au pourtour de l'orifice rectal ; je constate la présence d'un bourrelet hémorrhoïdal interne. En palpant l'hypochondre droit, il est facile de reconnaître que le volume du foie est augmenté, et que ce viscère dépasse les bords des fausses côtes, la palpation fait naître une petite douleur. Le malade se plaint également d'affaiblissement dans les membres inférieurs avec fourmillements et sensation de froid. La sensibilité est intacte. Rien du côté des urines, qui sont cependant jaunes et safranées.

Je prescris : Bain tempéré à 33° centigrades. Boisson à dose purgative. Bains de pieds l'après-midi.

Au bout de quelques jours, le faciès est plus blanc, surtout sur les parties supérieures. La langue se déterge. L'appétit semble renaître en même temps que les fonctions digestives se réveillent. La constipation est moins opiniâtre et les selles sont moins dures.

Ce traitement est encore continué pendant une quinzaine de jours et est suivi d'une certaine amélioration dans l'état général. Le dernier jour du traitement, et au moment où le malade s'apprêtait à partir, il est pris pendant la nuit de douleurs vives du côté du foie, je suis appelé en toute hâte, et je reconnais tous les symptômes de coliques hépatiques. Ces douleurs persistent toute la nuit. Le matin, il se sent mieux et prend une dose purgative d'eau minérale en boisson. Selles abondantes à la suite contenant un calcul gros comme le noyau d'une cerise. Le malade se repose pendant deux jours, après lesquels il part de Balaruc dans un assez bon état.

Pendant l'hiver, il m'écrit pour me donner de ses nouvelles, et il m'annonce que l'état général est bien meilleur : le teint est moins jaune ; l'appétit est bon, les digestions plus faciles ; les hémorrhoïdes seules le font beaucoup souffrir.

Revient en mai 1879, l'état général est assez bon, le faciès est beaucoup moins jaune, les sclérotiques sont presque blanches, la langue n'est plus saburrale, les fonctions digestives sont en meilleur état, la constipation est moins opiniâtre ; il a eu le soin pendant l'hiver de se soumettre de temps en temps à l'usage de l'eau de Balaruc en boisson, le matin à jeun. Les hémorrhoïdes sont douloureuses, mais ne sont pas fluentes, l'hypertrophie du foie a bien diminué. Quant à l'affaiblissement des membres inférieurs, le malade ne trouve pas un grand changement ; il se plaint beaucoup moins des fourmillements et de la sensation de froid.

Je prescris le même traitement que celui de l'année dernière pendant les 3 ou 4 premiers jours.

Vers le cinquième jour, j'intercale les douches générales en pomme d'arrosoir sur les parties supérieures du corps et en lance sur les membres inférieurs.

Vers le huitième jour, le malade subit un flux intestinal des plus abondants ; l'écoulement par le rectum lui donne la sensation de brûlure, qui le tourmente et qui aggrave la cuisson produite par les hémorrhoïdes. La santé générale ne paraît cependant pas ébranlée.

Le malade ne ressent aucune fatigue ; il mange peu, mais n'est pas incommodé par la digestion. Le traitement interne seul est suspendu pendant plusieurs jours.

Il est repris au bout de quatre jours, mais le surlendemain de la reprise, le malade me fait appeler pour me faire constater un écoulement sanguin très abondant provenant des hémorrhoïdes. Je le condamne au repos absolu, et le traitement hydrominéral est suspendu pendant cinq jours. L'écoulement sanguin n'avait duré qu'un jour, et encore par intermittence.

Au bout de quelques jours, le malade, se sentant plus léger, plus dispos, reprend le traitement consistant en bains généraux alternés avec des douches.

En résumé, le traitement effectif se compose de 9 bains, 6 douches et boisson minérale pendant 10 jours. Le malade quitte Balaruc vers la fin du mois, un peu affaibli, mais tout annonce chez lui une amélioration certaine dans l'état général.

Il revient en septembre de la même année dans un état satisfaisant.

La coloration de la face est normale ; les fonctions digestives sont bonnes, il n'y a plus cet embarras intestinal. Le foie a repris son volume et la constipation a cédé. Le malade se sent plus solide sur ses jambes, il n'a plus la sensation de froid qui l'incommodait. On peut dire que l'engorgement du foie qui avait ammené la pléthore des vaisseaux abdominaux ayant disparu, les conséquences de cet état pathologique ont disparu avec leurs causes.

Je prescris le même traitement, mais en surveillant très attentivement la boisson du matin.

Au bout d'une quinzaine de jours, M. l'abbé S.... part de Balaruc dans un état tel, qu'il doit être complétement guéri actuellement.

Je lui recommande cependant de ne pas retourner dans les pays chauds et de demander une situation dans les pays tempérés.

OBSERVATION XXII

Engorgement ganglionnaire. — M. L..., lieutenant d'artillerie, âgé de 31 ans, d'un tempérament fortement bilieux et lymphatique en même temps, arrive à Balaruc dans le courant du mois de mai 1878, porteur d'une adénite cervicale droite très considérable. La tumeur est volumineuse, dure, la coloration de la peau est normale. Par le toucher, on sent qu'elle est constituée par la réunion de plusieurs ganglions engorgés, unis entre eux par du tissu cellulaire qui paraît infiltré. L'état général du malade est bon, quoiqu'il soit facile de reconnaître chez lui un fonds d'atonie, un défaut de réaction. Depuis longtemps déjà, il se plaint en même temps de vomissements bilieux, et il a le teint subictérique. A eu les fièvres intermittentes en Afrique, et, en palpant les hypochondres, il est facile de constater une légère augmentation de volume du foie et de la rate. Les fonctions digestives sont lentes, paresseuses; il y a du dégoût pour les aliments gras, et l'appétit est diminué. Il y a souvent de la diarrhée, mais le plus souvent de la constipation. Après chaque repas, il se trouve incommodé par l'accumulation de gaz dans

les intestins, et quelque peu qu'il mange, il trouve toujours
qu'il a trop mangé.

Je prescris donc : boisson à dose purgative ; application de
boue minérale sur la tumeur cervicale, suivie ou d'un bain général tempéré, ou d'une douche.

Au bout de quelques jours de traitement, les fonctions digestives paraissent plus actives, les selles sont nombreuses, liquides,
et présentent tous les caractères de celles de l'état bilieux. En
même temps, le malade ne ressent plus, après chaque repas,
cet état de plénitude de l'abdomen qui l'incommodait tant ; le
volume des viscères n'a pas encore diminué. La tumeur du cou
paraît plus molle et plus bosselée.

Il reste pendant 25 jours à Balaruc, soumis au même traitement, et il part dans un état considérablement amélioré.

Les fonctions digestives se font, on peut le dire, d'une manière
normale ; le malade se soumet très volontiers à l'usage de la
viande ; il n'a plus ces éructations après les repas, ni la sensation
de plénitude de l'abdomen. Il n'y a plus de constipation. Le foie
et la rate ont repris leur volume. Quant à la tumeur du cou, les
ganglions qui la constituaient sont séparés les uns des autres,
la peau qui les recouvre est légèrement plus rouge ; on voit que
la circulation est activée dans cette partie, et que le tissu cellulaire qui les réunissait a disparu sous l'influence de la suractivité
vitale que l'application des boues y a fait naître.

Le malade revient à la fin du mois d'août ; il n'a pas été incommodé par les chaleurs de l'été, quoiqu'habitant une ville du
Midi ; il mange et digère très bien, il ne revient que pour faire
fondre ce qui reste de la tumeur cervicale. Je prescris le même
traitement local, et j'emploie l'eau en boisson à dose altérante,
c'est-à-dire à petite dose. Ce traitement est suivi pendant
20 jours, et le malade quitte Balaruc dans un état tel, qu'il peut
enfin mettre son uniforme, le boutonner complétement. ce qu'il
ne pouvait faire depuis déjà quelque temps.

OBSERVATION XXIII

Engorgement ganglionnaire. — B., soldat en garnison dans
un département voisin, vient à Balaruc le 18 du mois de mai
1876. Il présente, avec toutes les apparences d'une bonne cons-

titution, tous les attributs du tempérament scrofuleux. Il est porteur d'un engorgement très considérable de ganglions, qui forment autour du cou un véritable chapelet. L'engorgement ganglionnaire est accompagné d'un empâtement des parties environnantes si considérable, qu'il lui est impossible de boutonner sa tunique. Je prescris donc : eau de Balaruc en boisson, à la dose de deux verres tous les matins, prise à jeun, par quart de verre, à un quart d'heure d'intervalle ; un bain général, précédé d'une application d'un cataplasme de boue minérale, maintenu pendant trois quarts d'heure sur les ganglions engorgés, en ayant le soin d'imbiber ces boues par l'eau thermale à sa température native, toutes les dix minutes. Au bout de quelques jours, voyant qu'il était utile de stimuler l'économie en général, les réactions vitales ne me paraissant pas bien énergiques chez notre malade, je prescrivis une douche générale en remplacement du bain de piscine. Au bout d'une vingtaine de jours de ce traitement, les ganglions avaient considérablement diminué de volume ; l'empâtement qui accompagnait cet engorgement avait complétement disparu, tellement que notre malade, en quittant l'hôpital, pouvait fermer complétement sa tunique sans en être le moins du monde incommodé. La santé générale paraissait excellente.

OBSERVATION XXIV

Engorgement péri-articulaire de nature scrofuleuse. — M. D., 47 ans, négociant à Narbonne. — Tempérament lymphatique, constitution bonne. A eu dans sa jeunesse toutes les manifestations de la diathèse scrofuleuse, telles que engorgement ganglionnaire au cou, ophthalmies diverses ; écoulement derrière les oreilles, et pour cela a subi un traitement spécifique par l'huile de foie de morue, tisane feuilles de noyer, sirops dépuratifs, bains de mer. Depuis cette époque a toujours eu les yeux très délicats. Ne peut travailler à la lumière sans être incommodé. Les muqueuses palpébrales sont rouges, et très souvent, le matin, à son réveil, il les trouve collées plus ou moins par un écoulement séro-purulent. Il est obligé, au soleil, de se servir de verres de couleur.

Vient à Balaruc le 3 mai 1879, et je constate : 1° engorgement

12

péri-articulaire de l'articulation tibio-tarsienne gauche à la suite de luxations fréquentes ; faiblesse des ligaments. En même temps je constate chez notre malade une atonie générale ; les mouvements sont lents, il a de la disposition à rester toujours assis et à s'endormir, il est vite fatigué : inappétence, digestions lentes et pénibles, alternative de diarrhée et de constipation. En même temps, les muqueuses palpébrales sont rouges, les yeux sont larmoyants ; il est obligé, à son lever, le matin, de les laver pour décoller les paupières réunies par un liquide séro-purulent qui les tient agglutinées.

Je prescris : Eau de Balaruc en boisson à dose altérante. Lotions fréquentes sur les yeux. Bain tempéré alterné avec douche générale.

Au bout de quelques jours de traitement, je remarque quelques phénomènes de réaction. Les yeux sont plus rouges, il y a un peu de photophobie ; le matin l'écoulement sanieux est plus abondant. La peau est plus chaude, et même le malade me fait remarquer la présence de certaines plaques érythémateuses sur la partie antérieure des cuisses. Les fonctions digestives paraissent suractivées, elles se régularisent. Ce traitement est suivi pendant 20 jours, et le malade part dans un état plus satisfaisant, mais présentant tous les symptômes d'une réaction générale.

Revient le 6 septembre de la même année. Il se trouve mieux, il est plus fort, le facies paraît moins boursouflé, les yeux sont moins rouges et l'écoulement sanieux est moins abondant. Les fonctions digestives sont bien meilleures. Le malade revient surtout pour combattre la faiblesse de l'articulation tibio-tarsienne gauche et surtout pour faire disparaître l'engorgement péri-articulaire qui le tourmente. Je dois constater cependant que ce dernier est moins considérable, les tissus ne se laissent pas autant écraser sous la pression ; en tous cas, ils ne conservent pas les traces de la compression, ils reviennent un peu plus sur eux-mêmes ; ils paraissent moins infiltrés, et la coloration est plus rouge.

Je prescris : Application de boues minérales suivies ou d'un bain ou d'une douche. Boisson à dose altérante.

Au bout de quelques jours de ce traitement, la peau de tout le membre sur lequel l'application de la boue est faite est recouverte d'une éruption érythémateuse très manifeste, accompagnée d'un peu de démangeaison. Le malade est effrayé, et suspend, sur mon indication, tout traitement externe pendant deux ou trois jours et se contente de boire tous les matins l'eau minérale à dose purgative.

Il reprend son traitement après 4 jours de repos, et encore ne le recommence-t-il que par des douches générales, en ayant soin d'insister sur l'articulation malade. Je fais pratiquer le massage. Le surlendemain de la reprise du traitement apparaît une éruption cutanée très-discrète, sans démangeaison, et le malade, comprenant que c'est l'action directe de l'eau sur le tissu cutané qui est cause de ces éruptions, se tranquillise et consent à se laisser appliquer les boues minérales autour de l'articulation.

Les mêmes symptômes cutanés persistent, ainsi qu'un flux intestinal assez abondant.

Ce traitement est suivi, en somme, pendant une douzaine de jours, et le malade part de Balaruc dans un état très-satisfaisant.

Je constate, à son départ, tous les phénomènes d'une réaction vive, mais qui cependant ne m'inspire aucune inquiétude, vu surtout l'atonie générale dans laquelle il se trouvait au début du traitement.

Les muqueuses palpébrales sont rouges, et la sécrétion séro-purulente va en diminuant. Les grandes fonctions sont bonnes. Quant à l'engorgement péri-articulaire, il a presque complétement disparu. Les tissus conservent moins l'empreinte des doigts, la coloration et le volume de l'articulation sont revenus à leur état normal.

OBSERVATION XXV

Engorgement péri-articulaire de nature diathésique. — M. L., âgé de 18 ans, habite Lyon avec son père, qui est négociant dans cette ville. Il a présenté, pendant son enfance, les diverses manifestations de la diathèse strumeuse : engorgement ganglionnaire au cou ; douleurs vives dans le genou gauche, avec tuméfaction. Est resté longtemps en traitement : huile de foie de morue, sirop de Portal, tisane de feuilles de noyer. Application de nombreuses pastilles de potasse, dont il présente encore les cicatrices, autour de l'articulation. Depuis lors difficulté dans la marche, à cause des douleurs qu'elle fait naître dans le genou gauche. Ces douleurs subissent l'influence des changements de temps. Les fonctions générales s'exécutent bien cependant. Il vient à Balaruc dans le courant du mois de juillet. Il présente bien tous les attributs du tempérament lymphatique et de la diathèse strumeuse ; il y a encore au cou, quand on cherche bien, quelques petites glandes engorgées qui roulent sous le doigt explorateur ; il constate encore quelquefois un léger suintement derrière les oreilles. Mais c'est surtout pour le genou qu'il vient à Balaruc.

Cette articulation est encore tuméfiée, mais elle n'est point chaude quand on la touche ; on n'y constate aucun changement de coloration, elle n'est douloureuse que lorsqu'on veut lui imprimer des mouvements de flexion et d'extension. Il n'y a aucun symptôme d'acuité. Le membre est faible, en général, et la démarche est hésitante, précisément à cause des douleurs qu'elle fait naître quand le malade s'appuie sur lui ; l'articulation plus saillante, parce que le membre a subi un certain degré d'amaigrissement. Cependant, en prenant la mesure de la circonférence du genou des deux côtés, nous trouvons une augmentation de deux centimètres environ pour le côté malade et une diminution d'un centimètre et demi dans le volume du mollet, par rapport à celui du côté sain. Les muscles paraissent également plus flasques. On constate un empâtement particulier très-manifeste ; il n'y a pas de liquide épanché dans l'articulation, ou du moins les pressions méthodiques exercées sur la rotule n'en donnent pas la sensation ; la seule qu'on perçoit, c'est celle d'un état fongueux des tissus circonvoisins.

Nous avons donc affaire ici à un engorgement péri-articulaire de nature diathésique. Je prescris donc : Eau thermale de Balaruc à dose peu élevée, un ou deux verres par jour, à prendre par quart de verre, tous les matins, à jeun, comme tonique reconstituant. En même temps, je fais appliquer tous les jours un cataplasme de boue minérale sur le genou et la jambe du côté gauche, et je fais suivre cette application d'un bain ou d'une douche générale. Au bout de quelques jours de traitement, une réaction évidente apparaît : le genou est plus chaud, la coloration paraît plus rouge et les douleurs plus vives dans les mouvements d'extension. Je recommande au malade de ne pas marcher beaucoup. Je fais envelopper le genou dans de la flanelle, pour l'isoler, le maintenir à l'abri du contact du vent du Sud-Ouest, qui règne dans ce moment. Je ne soumets le malade à l'application de la boue que tous les deux jours ; je la fais suivre d'un bain simple à température modérée ; les autres jours, je continue l'usage de la douche générale et la boisson. Les phénomènes de réaction sont ainsi maintenus dans de justes limites.

Après un mois de séjour et de traitement, le malade quitte l'Établissement, et je constate une amélioration considérable dans sa démarche ; il peut plus facilement appuyer le pied sans éprouver de vives douleurs. L'état fongueux des tissus péri-articulaires a disparu ; l'articulation du genou n'a plus cet aspect globuleux qu'elle avait dès le début du traitement ; la rotule est plus saillante, elle n'est plus comprise dans les parties engorgées, elle paraît plus mobile. La tuméfaction articulaire a diminué quoiqu'il y ait encore une légère différence entre les deux genoux ; cette différence n'est pas d'un centimètre. Le volume du mollet malade a augmenté d'une manière très sensible, la différence entre les deux côtés est peu considérable. Je dois dire que j'avais eu le soin de faire envelopper tout le membre inférieur dans un grand cataplasme de boue minérale, que l'on devait humecter avec l'eau de Balaruc additionnée d'eau mère.

Nul doute que si ce jeune homme vient, cette année, se soumettre de nouveau au même traitement par nos eaux thermales, nous n'obtenions une guérison complète. L'état général, au moment du départ de Balaruc, était très satisfaisant.

Je pourrais multiplier le nombre de mes observations, en publiant toutes celles que j'ai pu recueillir, soit dans ma clientèle à l'établissement thermal, soit dans les services d'hommes, de femmes et de militaires de l'hôpital. Je me propose plus tard de faire paraître un travail de statistique portant sur tous les malades traités auprès de cette station hydrominérale. Pour aujourd'hui, mon but est d'attirer l'attention de mes confrères sur la station de Balaruc, de leur rappeler les actions physiologique et thérapeutique de cette eau minérale, de mettre en regard les diverses affections morbides dans lesquelles ils doivent ordonner ou défendre l'usage de ces eaux, et de les fixer, enfin, sur les précautions indispensables à leur bonne administration.

CONCLUSIONS

I

Par sa minéralisation, l'eau thermale de Balaruc doit être mise au nombre des *eaux chlorurées sodiques*. Par sa richesse en principes actifs, on peut la considérer comme une des plus énergiques de cette classe. Elle est *magnésienne et cuivreuse*.

II

Son action physiologique est générale, elle se fait sentir sur la peau, les muqueuses, le sang, les nerfs. Ses effets varient d'après les moyens balnéothérapiques employés. Elle est prise en boisson, en bains généraux et locaux, en douches externes et internes, générales et locales ; en boue minérale.

III

Les effets thérapeutiques de l'eau thermale de Balaruc varient d'après les doses employées : à petite dose, elle est *tonique et reconstituante*. Elle est *purgative, stimulante*, à dose plus élevée. Elle est, enfin, *résolutive* par la suractivité vitale qu'elle fait naître dans les tissus, et qui se manifeste par une suractivité fonctionnelle dans les organes.

IV

Elle est employée avec succès contre les *paralysies* en général, qu'elles soient la conséquence d'une lésion organique des centres nerveux, ou qu'elles soient sous la dépendance d'une diathèse : *rhumatisme*, *syphilis*, ou d'un état morbide : *chlorose, scorbut*. Son usage est encore indiqué dans toutes *les maladies des centres nerveux* caractérisées par les troubles de l'innervation, tels que *l'ataxie locomotrice* et *l'atrophie musculaire progressive*, contre *la diathèse scrofuleuse*, quelle qu'en soit la manifestation. Ces eaux peuvent être employées pures ou associées aux eaux mères des salines environnantes.

V

De toutes les eaux chlorurées sodiques françaises, ce sont les plus énergiques, ce sont celles qui peuvent lutter avec le plus d'avantages avec les eaux chlorurées sodiques allemandes.

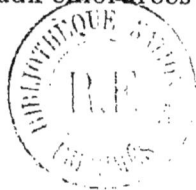

FIN

TABLE DES MATIÈRES

Avant-Propos.............................. . Page   v

CHAPITRE PREMIER.

Historique. — Situation de la station thermale de Balaruc.
— Saisons balnéaires. — Leur durée. — Aménagements.
— Hôpital......................   1

CHAPITRE II.

Caractères physiques de l'eau minérale. — Sa limpidité. —
Sa saveur. — Sa température. — Analyse. — Composition chimique. — Dans quelle classe d'eau minérale
doit-on la mettre? — Conservation de cette eau minérale. — Son débit. — Électricité...................   14

CHAPITRE III.

Moyens balnéothérapiques employés à Balaruc. — Boisson.
— Gargarismes. — Bains généraux et locaux. — Douches variées. — Boues minérales...................   26

CHAPITRE IV.

Action physiologique de l'eau thermale de Balaruc......   38

CHAPITRE V.

Action thérapeutique de l'eau thermale de Balaruc......   46
   I. Des paralysies   47
      § 1. Paralysies symptomatiques d'une lésion orga-
         nique du système nerveux central.........   49
      § 2. Paralysies symptomatiques d'une diathèse ou
         d'un état dyscrasique du sang............ ·   68

II. Atrophie musculaire progressive...................... 74

III. Ataxie locomotrice progressive 81

IV. Du rhumatisme............................. 90

V. Du lymphatisme et de la scrofule............... 99

VI. Engorgements viscéraux et articulaires.......... 117

VII. Cachexie. — Anémie. — Scorbut. — Plaies d'armes à feu 122

CHAPITRE VI.

Des contre-indications............................ 126

§ 1. Des contre-indications formelles............. 127

§ 2. Contre-indications secondaires............ 136

Observations..................................... 148

Conclusions...................................... 198

Table des matières............................... 201

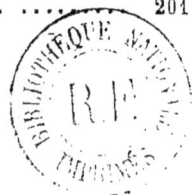

PUBLICATIONS DE CAMILLE COULET, ÉDITEUR

BAUMEL. **Maladies de l'appareil digestif.** Leçons faites à la Faculté de Médecine, par L. BAUMEL, professeur agrégé à la Faculté de Médecine de Montpellier. 1888 et 1889. 2 vol. in-8, avec 10 figures dans le texte et 3 planches, dont une en chromolithographie. Prix...................... 17 fr.

BERTIN. **Etude clinique de l'emploi et des effets du bain d'air comprimé dans le traitement des maladies de poitrine,** etc. 2e édition. 1 vol. in-8 de 741 pages et 1 pl. 1868. Prix. 7 fr. 50

BERTIN. **Etude critique de l'embolie dans les vaisseaux veineux et artériels.** 1 vol. in-8 de 492 pages. 1869. Prix...... 8 fr.

GARIMOND. **Traité théorique et pratique de l'avortement,** considéré au point de vue médical, chirurgical et médico-légal. 1 vol. in-8 de 476 pages. 1873. Prix. .... 7 fr. 50

GRASSET, professeur à la Faculté de médecine de Montpellier. **Traité pratique des maladies du système nerveux.** 3e édition, revue et considérablement augmentée ; suivi d'un Appendice sur l'électrothérapie en général par le docteur REGIMBEAU. 1 fort vol. in-8 avec 73 figures intercalées dans le texte et 16 planches, dont 7 en chromolithographie, eau-forte et photoglyptie. 1886. Prix.................................. 28 fr.

GRASSET. **L'Art de prescrire.** Etudes de thérapeutique générale. 3e édition. 1 vol. in-18. 1885. Prix............. 3 fr.

GRASSET. **Des localisations dans les maladies cérébrales.** 3e édition. 1 vol. in-8 avec 8 figures dans le texte et 6 planches. 1880. Prix................................... 9 fr.

GRASSET. **Etude clinique sur les affections chroniques des voies respiratoires d'origine paludéenne.** In-4 de 132 pages. 1873. Prix.................................. 3 fr. 50

GRASSET. **De la déviation conjuguée de la tête et des yeux. Contribution à l'étude des localisations cérébrales.** In-8 avec 2 planches. 1879. Prix...................... 1 fr. 50

GRASSET. **Contribution clinique à l'étude des aphasies** (cécité et surdité verbales). In-8. 1884. Prix............... 1 fr.

GRASSET. **Des rapports de l'hystérie avec les diathèses scrofuleuse et tuberculeuse.** 1 vol. in-8. 1884. Prix... 2 fr. 50

GRASSET. **Fonssagrives,** sa vie et son œuvre. In-8. 1885. Prix.................................. 1 fr. 50

GRASSET et AMBLARD. **Emétine et Atropine.** Action isolée et comparée de ces deux substances sur la fréquence des battements cardiaques chez la grenouille. In-8. 1881. Prix.. 3 fr.

GRASSET. **Leçons cliniques sur les pyrexies pneumoniques, la fièvre pneumotyphoïde et la fièvre pneumopaludéenne.** In-8. 1887. Prix.................................. 2 fr.

Montpellier, imprimerie Grollier et fils, boulevard du Peyrou.

www.ingramcontent.com/pod-product-compliance
Lightning Source LLC
Chambersburg PA
CBHW070510200326
41519CB00013B/2767